ママと赤ちゃんのぐっすり本

「夜泣き・寝かしつけ・早朝起き」解決ガイド

愛波文

監修 西野精治

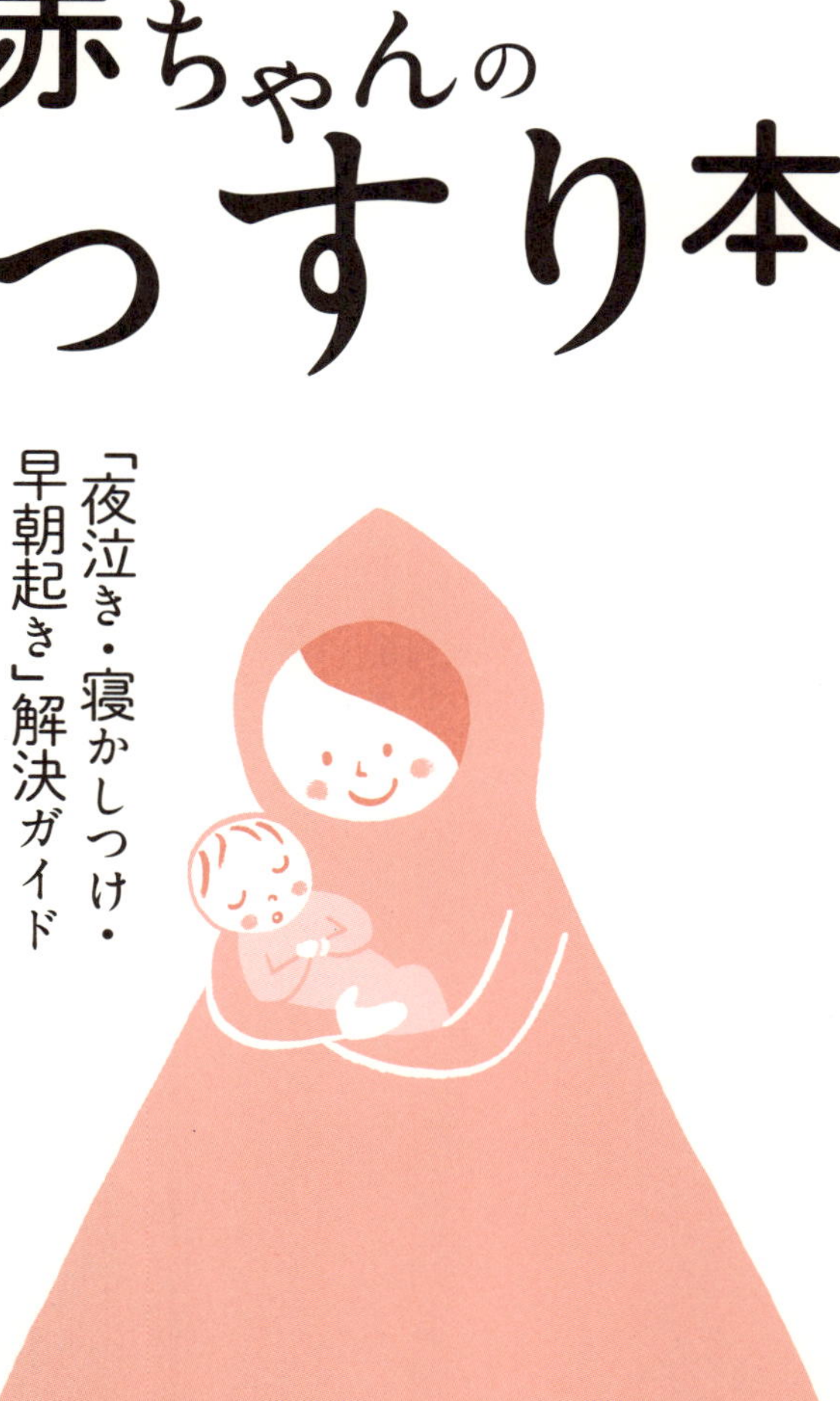

講談社

はじめに

「愛波《あいば》さん、子どもがすんなりぐっすり眠る魔法、教えてください！」

あらゆる寝かしつけ法を試しているのに子どもの睡眠問題が解決しない――そんな悩みを抱えた多くのママたちが、こう言って私のところへコンサルティングに来ます。もちろん、そんな魔法があるならお教えしたいのですが、残念ながらありません。

でも、大丈夫。安心してください。魔法ではないですが、寝かしつけや夜泣き、早朝起きといった子どもの睡眠トラブルから卒業する方法はあります。それが、これからお話しする**科学的根拠から生まれた睡眠改善プログラムです。**

よかれと思ってやっていたことが、実はトラブルの原因に!?

もともと私が、子どもの睡眠コンサルタントの資格を取得したきっかけは、長男が7ヵ月の頃の夜泣きでした。まだ、子どもの睡眠に関する知識がなかった私は、ぐずったら抱っこしてあやし、何とか寝かしつけてベッドに置き、でもすぐにぐずりだすので、また抱っこして……の繰り返し。長男を抱っこしてバランスボールの上に座り、2時間も3時間も、ただただ揺らし続けた日々は、今、思い出しても涙が出てきます。

このままではいけないと、子どもの睡眠について調べはじめ、辿り着いたのが、IMPI(International Maternity & Parenting Institute)です。2009年にアメリカで設立された、子どもの健康的な睡眠習慣の確立を目的とした機関で、最先端の睡眠問題の改善法と子どもや家庭に合わせたコンサルティングを提供しています。

そこで私は、子どもの睡眠についての科学的な知識を学びましたが、とにかく驚きの連続でした！　普段なにげなくしていること、**子どもによかれと思ってやっていることが、かえって寝かしつけを長引かせていたり、夜泣きをひどくさせたりしていることがわかったんです。**本当に「えっ、こんなことが」ということばかりでしたが、科学的根拠や理屈をきちんと理解すると納得。こうして私はコンサルタントの資格を取得し、乳幼児の睡眠のプロフェッショナルとなりました。

理想どおりにいかないことも。だから寄り添うメソッドに

現在、私はニューヨークで子育てをしながら、オンラインで日本の皆さんに子どもの睡眠に関する教育やコンサルテーションを行っています。その中で、アメリカでは当然のことが、日本ではあてはまらないことが少なからずあり、日本の生活スタイルに合ったアレンジも必要と実感。また、科学的根拠があることは、安心・安全に繋がりますが、必ずしもそれらがすべて自分の子どもにあてはまるわけでもなく、難しそうなイメージも。「全然、子どもが寝てくれなくてクタク

タなのに、難しいことを理解する余裕なんてない」というのが正直なところだと思います。私自身もそうでしたから。

だからこそ、その理論をベースにしながら、簡単にわかりやすく、日本の育児文化や住宅環境なども踏まえ、さらに私の経験談、ときには失敗談も織り交ぜながら、皆さんが毎日、ストレスなく組み込めるように、解決策をお伝えできればとの思いを込めて、この本をつくることにしました。

子どもの睡眠を改善して、ママもパパもハッピーに!

「チチンプイプイ」といった魔法の呪文はありませんが、これから紹介する改善方法によって、**まるで魔法にかかったかのように、すんなりぐっすりとお子さんが眠るようになります。**それは、子どもが育っていく中で習得する必要がある、〝ひとりで寝つけるようになるスキル〟を身につけるから。「おやすみなさい」の言葉で子どもがひとりで寝る〝セルフねんね〟にも、それは繋がります。

日本人女性は、世界でいちばん睡眠時間が短いと言われています。実際に日本のママたちとお話をすると、皆さん、とてもまじめで、とても働き者。もっともっとラクをして、もっともっと自分を大切にしてほしいと思います。

アメリカでは〝Happy Mom, Happy Family〟という言葉があります。**ママがハッピーだと、子どもをはじめ、家族みんながハッピーになる**という意味ですが、まさにそのとおり。これはママだけではなく、パパやおじいちゃん、おばあちゃんといった、子どもの保育にかかわる皆さんにも言えること。この本では代表して、ママへ話しかけていく体裁をとっていきますが、読む人によって、パパ、おじいちゃん、おばあちゃんとそこは変換して読んでいただけると嬉しいです。

子どもの睡眠コンサルタント　愛波 文

目次

Column 2

Chapter 3
月齢別ぐっすりスケジュール

Chapter 4
こんなときはどうしたらいいの？
家庭の事情と睡眠トラブル

Chapter 5
ねんねトレーニングで寝かしつけ卒業

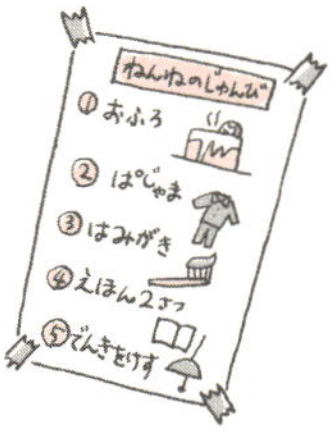

お疲れのママ・時間のないパパへ

この本の時短ガイド

子どもの睡眠トラブルは様々な要因を含んでいるため、本書を全部読んで、子どもの睡眠について理解を深めていただくのが理想ですが、育児の日々は毎日忙しくてとっても大変。ましてや、この本をとってくださったということは睡眠不足の方も多いはず。そこで、大切なところだけを優先的にかいつまんで読む「時短ガイド」を作りました。参考にしてみてください。

Step 1 第2章で「睡眠の土台」を把握

本書ではこの「睡眠の土台」の確立を睡眠トラブル解決の最優先事項としています。「睡眠の土台」を整えることで“ねんねトレーニング”せずに、子どもの睡眠トラブルが解消することは少なくありません。まずはこちらを読んで、実践を。

Step 2 第3章の「月齢別ぐっすりスケジュール」で子どもの睡眠特徴を把握

子どもの睡眠と一言で言っても、月齢によってその特徴は異なります。子どもの該当月齢のところだけを読んで、その特徴を理解します。

Step 3 第5章の「ねんねトレーニング」の方法を把握

第2章、第3章を実践しても睡眠トラブルが解消しない場合、第5章に進んでください。第5章だけを読んで、“ねんねトレーニング”を実践しても、子どもの睡眠トラブルは解消しません。なぜなら第2章の「睡眠の土台」を確立させ、第3章で月齢の睡眠特徴を理解しないと、成功率はグッとさがるからです。

まずは第2章を！　第5章だけ読むのは NG ×

Chapter

1

なぜ、子どもは上手に眠れないの？

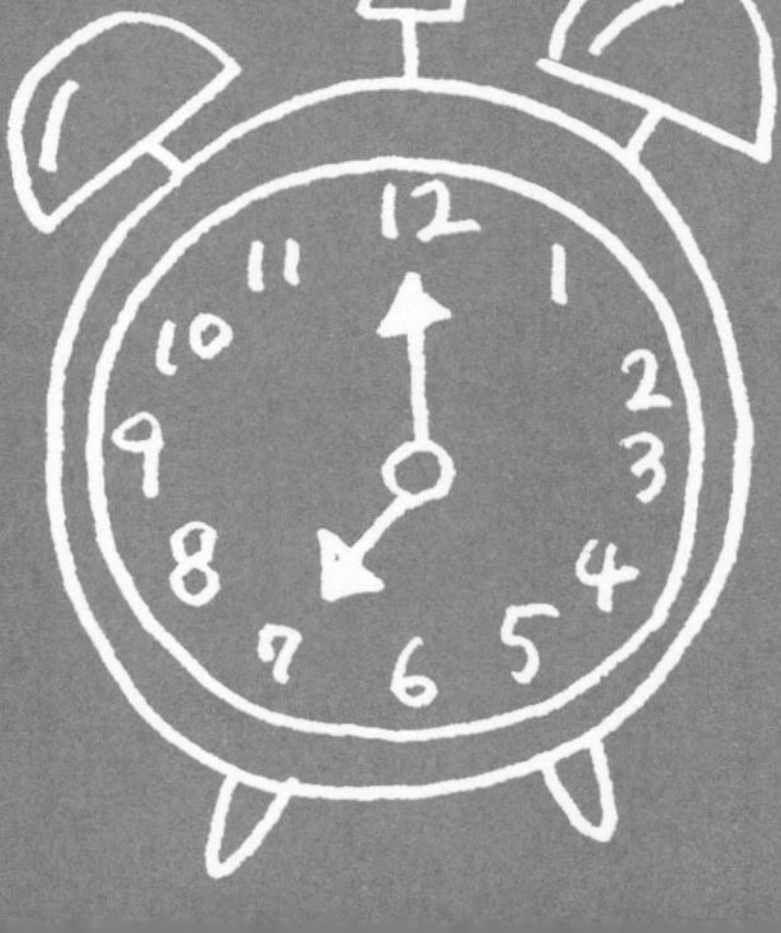

子どもって疲れすぎると、逆に眠れないんです！

・**夜泣き**（夜中に突然、泣きだす）
・**長時間の寝かしつけ**（寝つくまでに時間がかかる）
・**早朝起き**（早朝4時、5時に目が覚めてしまう）
・**寝ぐずり**（眠くなるとぐずぐずしてなかなか寝ない）
・**起きぐずり**（起きる時間になってもぐずぐずしてすっきり起きない）
・**背中スイッチ**（抱っこで寝かしつけ、寝たと思って寝床に置くと起きてしまう）
・**夜中の頻回起き**（夜中に何度も何度も起きてしまう）
・**夜中の覚醒**（真夜中に完全に起きてしまう）

……と、ざっと挙げただけでも、子どもの睡眠トラブルはたくさんあります。

とくに代表的なのが、**夜泣き、長時間の寝かしつけ、早朝起き。まさに、子どもの睡眠3大トラブル**であり、私のところに相談に来る多くのママたちが困っています。

ちなみに、「寝かしつけに30分はかかるんです」という相談も受けますが、それは決して長くはありません。たとえば、寝かしつけを〝お風呂から上がり、寝床に置くまで〟と考えると、45分ぐらいが理想と言われています。30分抱っこをし続けているのは長いと感じる場合は、抱っこグセを解消し「寝かしつけ」を短くすることは可能です。

いずれにしろ、これらは子どもたちの成長や行動にいろいろな影響を与えるだけではなく、ママやパパなど、育児にかかわる保育者を疲弊させます。とくに最近は共働きの夫婦が増え、働くママも多く、家事、育児、仕事の三つ巴状態でただでさえキツいのに、睡眠不足まで……という状況に陥りがち。専業主婦のママも家の中という閉鎖的な空間でなかなか寝ない子どもと24時間向き合い続けていると、ストレスは大きくなりますよね。

理想は「大好きだよ、おやすみ」と言って、ぐっすりと寝てくれることですが、では、なぜそううまくいかないのでしょうか。

ストレスホルモンが子どもの眠りを邪魔する！

〝疲れると眠くなるので眠る〟というのは大人にとっては当然ですが、子どもはそうはいきません。なぜなら、本来は自然な目覚めを促すホルモンであるコルチゾール（通称ストレスホルモン）は、疲れすぎても過剰に分泌されるので、子どもは逆に興奮してしまいます。その結果、うまく眠れずにぐずってしまったり、夜泣きをしたり、早朝起きしてしまうことに。

なので、**子どもが疲れすぎる前に眠らせることが大事なポイントとなります。**まずは子どもが眠くなったときのサイン＝眠い合図をしっかりと見極めていきましょう。

眠い合図が出る前に寝かしつけを始めるとベター

眠い合図には、

あくび・ぐずる・目をこする・そわそわする・目を大きく開く・叫ぶ・顔を保育者にこすりつける・耳をひっぱる・顔をこする・反応が遅くなる・おもちゃに興味がなくなる・背中を反らせる・ころぶ・物にぶつかる

などがありますが、この中でも「あくび、ぐずる、目をこする」はすでに疲れすぎているというサイン。うまく寝かしつけるには難しい状態で、こうなる前に寝かしつけるのが基本。とはいえ、家事などをしていると眠りの合図を見過ごしてしまうことも多いはず。そこで、チェックしたいのが次ページに紹介する子どもの活動時間です。

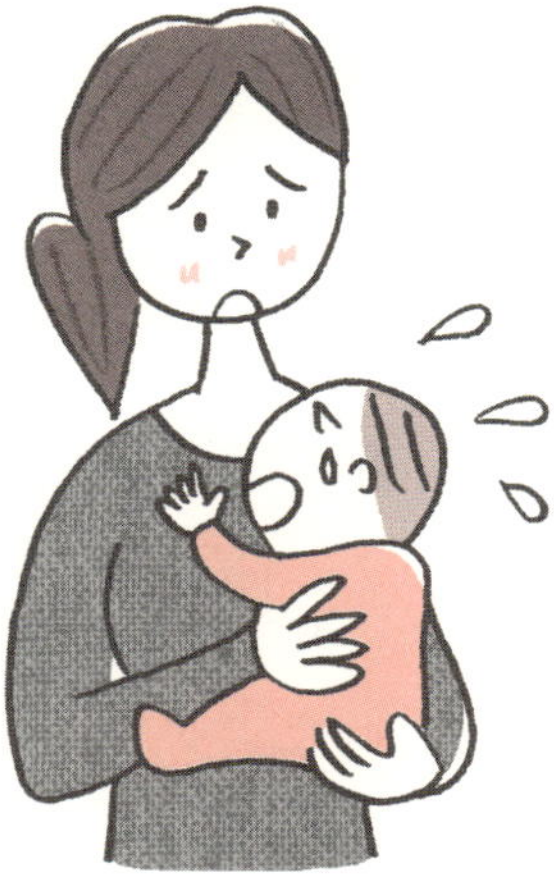

子どもって、
起きていられる時間が短いんです！

赤ちゃんはどれくらい起きていられる？

月齢別の活動時間の目安＆ベストな睡眠時間

月齢	活動時間の目安	ベストな睡眠時間（合計）
0～1ヵ月	～約40分	約14～17時間
1～2ヵ月	約40分～1時間	
2～3ヵ月	約1時間～1時間20分	
4～5ヵ月	約1時間20分～1時間30分	約12～15時間
6～8ヵ月	約2時間～2時間30分	
9ヵ月	約2時間30分～3時間	
10～1歳2ヵ月	約3時間30分～4時間	
1歳3ヵ月～1歳半	約4時間～6時間	約11～14時間
1歳半～3歳	約6時間	
4～5歳	約5～12時間	約10～13時間

これは月齢別の活動時間＝起き続けられる時間を表にしたものです。大人なら、たとえば朝7時に起きても、夜の22時、23時、24時と起きていられますよね。でも、子どもはそんなに起きていられないのです。

たとえば、生後1ヵ月までの赤ちゃんは、どんなに頑張っても40分しか起きていられません。おっぱいをあげておむつを替えて、なんてしていたらあっという間に眠くなる時間が近づいてきます。

6ヵ月でも2時間ほどで、1歳でも3・5時間ぐらい。2〜3歳頃までは5〜6時間しか起きていられないのです。

“疲れすぎる前に寝かせる”を心がけましょう

P16の表は、あくまでも目安です。子どもの成長スピードや活動量などによって前後しますので、すべての子にぴったり合うわけではありませんが、多くの場合、この**活動時間を超えると、疲れすぎの可能性大。**ストレスホルモンのコルチゾールが分泌されて交感神経の活動が高まる↓眠れなくなる、という悪循環に。

当然、寝つきが悪くなったり、夜中に起きるといったトラブルに繋がってしまうのです。

逆をいえば、この表と眠い合図（P14）を参考に、活動時間をオーバーする前に寝かしつけをすることで、睡眠トラブルが改善されることも。もちろん、他にもいろいろな要因がかかわっているので、これだけでは解決しないことも多いですが、**〝疲れすぎる前に寝かせる〟は、寝かしつけの大切な基本です。**

ねんねTips

★子どもの「泣き」を理解しよう

まだ、言葉を発しない赤ちゃんにとって泣くことは、一種のコミュニケーションだったり、感情の発散だったりします。そのため、「泣き」の中にはママやパパの注目が欲しくて、甘えて泣いているだけのときもあります。実はこの**「泣き」の見極めも、睡眠トラブル改善のための大切なポイント。**寝ぐずりや夜泣きがある場合は、子どもの様子をよく観察し、まず次の項目をチェックしましょう。

・熱はないか？　体調は悪くないか？　どこか痛がっていないか？
・お腹が空いていないか？
・おむつの状態は大丈夫か？
・眠い合図ではないか？
・睡眠の土台（P29）が整っているか？

これら、すべてがクリアになっていても、泣いている場合は、「今まで と寝かしつけの方法が違うからイヤ！」と甘えて泣いている可能性大。とくに月齢が高くなると、自分の行動で親がどう反応するかを試してくるようになります。

そのとき、親が「ここまではOK」といったような境界線やルールをきちんともってかかわることが大事。心を満たすことと、甘やかすことは混同しがちですが、イコールではありません。

子どもにルールを伝えたときに、子どもがそれを理解したり、守れたときには、目を見て「ありがとう」と褒めるようにしましょう。

ただし、いつもと「泣き」が違うと感じたら、体調不良の可能性があるので、心配な場合は小児科を受診してみてください。

★「子どもが泣いてもパパはぐっすり、ママだけ起きる」には理由がある

きっと多くのママが経験しているであろう、この問題。連日続くとパパに対して怒りさえ感じてしまいますよね。

でも、これ、科学的にきちんと理由があるのです。ママは育児中、乳腺に作用して母乳の分泌を促すオキシトシンというホルモンが多く分泌されるのですが、このオキシトシンは脳にも作用し、赤ちゃんとママのコミュニケーションにかかわる〝愛情ホルモン〟として働きます。母親は子どもの泣き声を聞くと危機感を感じますが、これもオキシトシンを介した反応のひとつ。敏感に反応することは、子どもを守るうえでいい

ことですが、毎回、声をあげただけで反応をすると、ママが疲弊してしまううえ、子どもがひとりで寝るチャンスを奪う一因に。ちょっと声を発したぐらいであれば、またすぐに寝はじめるケースがほとんどですので、安心して横になったまま3分ほど様子を見ていてくださいね。

睡眠を改善すると、すべてがうまく変わりはじめます

睡眠には

・精神を活発にしたり、落ち着かせたりする力の源となる
・眠るたびに脳のバッテリーが充電される
・質の良い睡眠は脳の力を高める

などの働きがあります。そのほかには

循環器系を強くする、ストレスを解消する、頭がすっきりとし記憶力がアップする、糖の代謝を高めて肥満を防ぐ、物事に対する認識を深め気分を高める、体力を回復させ免疫力を高める、などたくさんのメリットがあります。

逆に睡眠不足になれば、集中力が低下する、イライラして短気になる、環境への適応性や周りへの順応性が低下する、自主的に遊ぼう、学ぼうという能力が低下するなどの悪影響が。

睡眠不足は、夜泣きや寝かしつけなどだけではなく、保育園などで友達とよくケンカをする、集中力がない、と日中の行動とも深くかかわってくるのです。

つまり、睡眠の悩みを改善すれば、こういった日常の悩みまで解決することにも。今までの負のスパイラルから逆転し、よく寝る、日中もニコニコ過ごせて学習能力もアップするという好循環になっていくのです。

Column 1

睡眠のエキスパート　西野精治先生

科学が教える
ねんねの秘密
～体のしくみ編～

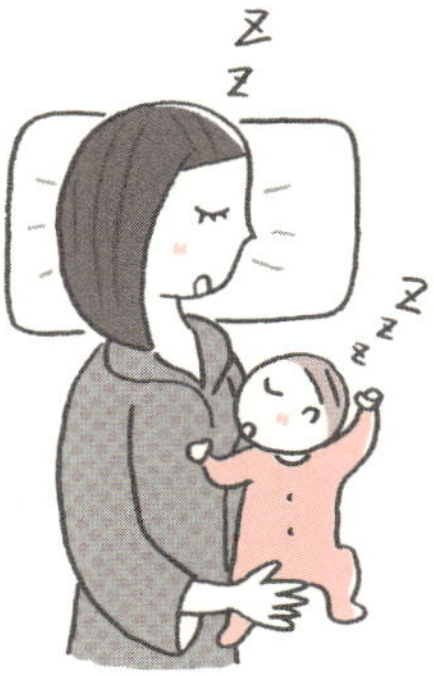

Q 睡眠の変化は脳の発達と関係しているの？

A 良質な睡眠と正常な脳の発達はリンクする

人間の脳は生まれたときには未発達で、生後、外部からいろいろな刺激をうけて発達し、12歳ぐらいで大人の脳に。睡眠パターンを見ると、生後すぐは記憶や運動機能などと深くかかわり、脳の発達に重要なレム睡眠がほとんどで、その後、次第にレム睡眠が減って12歳で大人の睡眠パターンに、と睡眠の変化と脳の発達には相関性があります。また、正常な脳の発達には良質な睡眠が不可欠ですし、脳の正常な発達に応じて子どもの睡眠も変化。ちなみに、妊娠中のママの睡眠も大切で体内時計が乱れていると、子どもの体内時計も整いにくいといわれています。

Q 赤ちゃんは疲れすぎると逆に興奮しちゃうのはなぜ？

A 疲れると脳が興奮し、目覚めのホルモンが分泌！

通称ストレスホルモンと呼ばれるコルチゾールは、目覚めのホルモンでもあり、常に分泌されていて、起床時にピークに達するといったリズムがあります。そこにストレスが加わると分泌量がアップ。とくに子どもは興奮しすぎるとコルチゾールの量が上昇し、興奮が冷めやらず、寝つきが悪くなったり、夜泣きをしたり。また、体が疲れていても脳が興奮するため、コルチゾールが増えてさらに興奮して悪循環に。そうなる前に脳を休ませることが大切で、とくに就寝前は興奮しすぎないように気をつけましょう。

Q 昼寝をたっぷりしても、夜眠れるってホント？

A 幼い頃は頻繁に寝て当たり前。制限する必要ナシ！

1歳までの赤ちゃんは一日中、寝たり起きたりしていて、1歳になっても3.5時間ぐらいまでしか起きていられませんが、これは正常な発育パターン。月齢が低いときの昼寝は自然な現象なのです。ただし、1歳半以降は目安となる昼寝時間よりも長く寝てしまうと夜の睡眠を妨げる可能性大。控えたほうがいいでしょう。

Chapter

2

多くの乳幼児が
ねんねトレーニングなしで改善

「睡眠の土台」をチェック

えっ！うちの子が寝ない
原因はこれだったの？

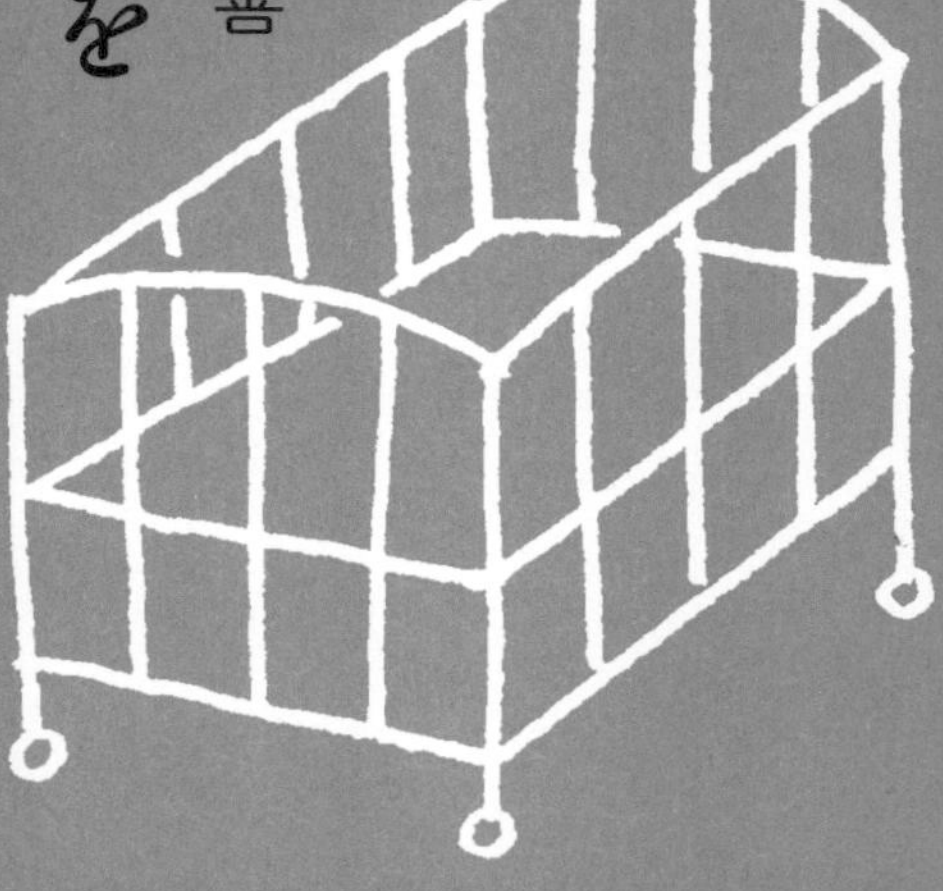

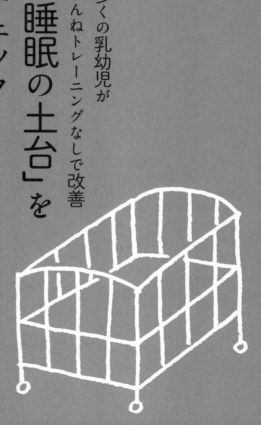

子どもの安眠を妨げる意外な「落とし穴」

●あなたはいくつ当てはまりますか？

□寝る前は、子どもが満足するまで絵本をたくさん読んであげる
□寝冷えをしないように、服は大人より一枚多めを心がけている
□冬でも寝室はエアコンの温度設定を25度にしている
□寝るときの照明は、天井の常夜灯にしている
□子どもが完全に寝ついてからベッドに置く
□子どもが寝ているときは、できるだけ音を立てないように注意している
□夜中のおむつ替えのとき、よく見えないのでそのときだけ照明をつける
□夜中、「あー」「うー」と子どもが言ったら、すぐにあやす
□夜中の授乳時は、「よく飲むねー」「いい子だね」と声をかける

□とにかく自分のことは二の次。子どもを寝かせることを最優先している

右に挙げた項目、当たり前のように毎日しているママは多いと思います。でも、**これらすべて、子どもの安眠をかえって妨げている可能性があるのです。**

たとえば、夜中のおむつ替え。パチッと照明を明るくして、「○○ちゃん、いっぱいオシッコ出たね。おむつ替えしましょうね」と話しかけ、ていねいにお尻ふきでふいてあげる。私も長男のとき、これを毎晩繰り返していましたが、科学的に見るともってのほか。わざわざ夜中にしっかりと覚醒させていたのです。

また、「あー」「うー」と声をあげたり、激しく動いたり、目を一瞬開けたりしていても、脳波を見ると実は寝ているという研究結果もあり、少し様子を見ているとまたすぐに静かに寝ます。これは赤ちゃんの脳は未熟なために寝ているにもかかわらず起こること。また、脳が活発に動いているレム睡眠のときには、目が素早く動き、体がピクピクします。**このときに起こしてしまうと、夜中の覚醒がクセになってしまうことがあるので、注意が必要です。**

他にも天井の常夜灯は、寝る環境としては明るすぎます。

驚かれるかもしれませんが、これらはきちんと科学的に明らかになっていること。改善していくことが子どもの睡眠トラブルの改善にも繋がっていくのです。

「睡眠環境」「幸福度」「ねんねルーティン」の3つの「睡眠の土台」

●土台を整えるだけで、睡眠トラブルの7割は改善。

〝ねんねトレーニング〟不要に

「睡眠の土台」とは、子どもがみずからぐっすり、すんなりと眠れるようになる＝セルフねんねのために必要不可欠な次の3つのことです。

睡眠の土台

①寝室など睡眠にかかわる環境（睡眠環境）

②子どもとのコミュニケーションやママなど保育者の心の安定（幸福度）

③生活リズム（ねんねルーティン）

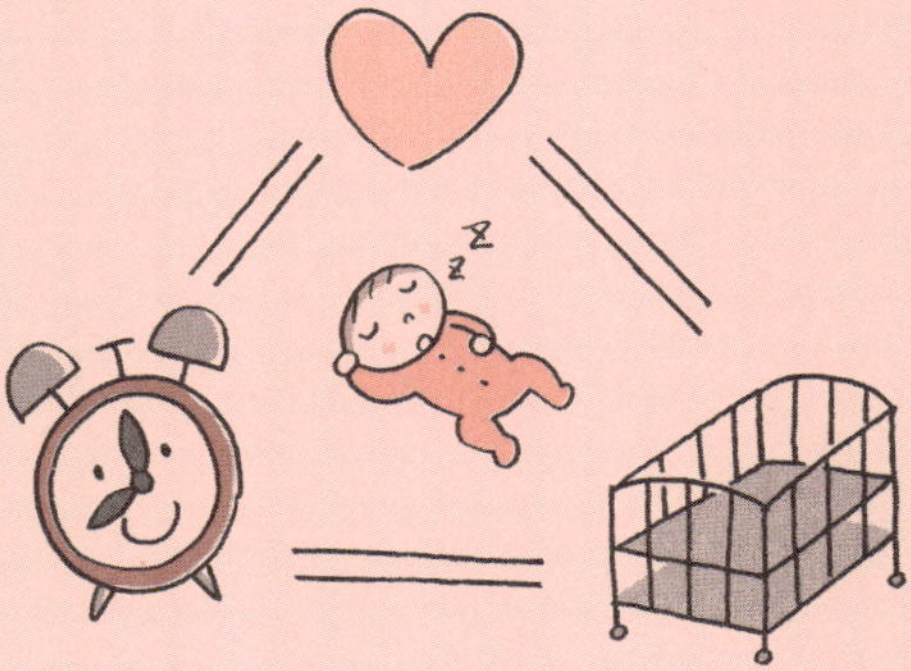

子どもの月齢や成長、兄弟の有無などによって異なる部分もありますが、基本となる部分は共通していて、子どもの睡眠を整えるうえでいちばん大切な3つの要素となります。実は、P26で挙げた項目のすべてが睡眠の土台と繋がっていま

す。

〝ねんねトレーニング〟という言葉がすっかり定着したため、子どもの睡眠トラブルに苦労していると、トレーニングに注目されがちですが、さあ！　と気合を入れてチャレンジするその前に**「睡眠の土台」を調整し、改善するだけで、夜泣き、長時間の寝かしつけ、早朝起きなどの睡眠トラブルが解決することが、実はとても多いのです。**

また、**土台が整っていなければ、どんなに〝ねんねトレーニング〟を頑張っても根本的な睡眠トラブルは改善しません。**

睡眠の改善にはいろいろな要素がかかわり、個々のケースで明確に「これが原因だった」と判断することが難しいため、正確な数値を出すことはできませんが、〝子どもの睡眠トラブルの約7割は、この土台の調整&改善で解決する〟というのが、私のコンサルテーションの長年の経験から実感するところです。

つまり、寝る環境や生活リズムを整え、子どもとのコミュニケーション、ママ自身の「幸福度」を少し見直す。これだけで子どもの睡眠トラブルが解決し、〝ねんねトレーニング〟をする必要がなくなるケースは少なくありません。

さらに、子どもが泣いたときに、なぜ泣いているのかの理由を見極められるようになり、どうすればいいかがわかるようにもなるので、子どものぐずりへの対応もスムーズになっていきます。

●土台づくりは新生児からでき、いつ始めても遅くない！

「睡眠の土台」を、すぐにすべて整えることは難しいですが、今日からできることはたくさんあります。

産婦人科を退院した直後から土台づくりはできますし、もちろんすでに夜泣きなどのトラブルを抱えている状態からでもできます。

大切なのはママやパパ、子どもの保育にあたる人が全員、一貫性をもって続けること。また、発達や発育に問題がない、睡眠時のいびきや口呼吸など気になることがないなど、医学的に問題がないことが大前提です。少しでも不安なことがあったら必ず小児科医に相談したうえで、「睡眠の土台」を改善していきましょう。

［土台①］子どもにとって快適な「睡眠環境」って？

子どもが気持ちよく寝つくことができ、朝まで寝続けられる環境こそ適切な睡眠環境です。具体的には、

- **光**
- **音**
- **部屋の温度と湿度**
- **寝るときの服装**
- **安全性**

の5つの項目が挙げられます。

当然、子どもにとって〝快適〟〝安全〟であることが大切ですが、見落とされ

がちなポイントとして、**〝寝ついたときと同じ環境が起きる時間までずっと続いていること〟がとても重要です。**次項から詳しく見ていきましょう。

光――ＯＫな光とＮＧな光

●朝の日光を浴びよう！

子どもの睡眠トラブルというと、寝かせる直前にどうにかしようと考えてしまいがちですが、それは大きな間違い。なぜなら、**質のいい睡眠をつくるベースは、朝の日光浴から始まっている**からです。「日光を浴びる時間が長いほうが、より活発に活動できたり、長い睡眠時間を確保できる」という研究もあり、日光を浴びる量が不足すると、睡眠不足になったり、なかなか寝つけないことがわかっています。

これにかかわってくるのが睡眠ホルモンのメラトニンです。メラトニンは夜間に盛んに分泌されるので、大人も子どもも自然と眠くなり、質のいい睡眠がとれるようになりますが、このメラトニンは勝手には合成されません。

朝、日光を15分程度浴びることで、セロトニンという気分の安定に大切な神経伝達物質の合成・分泌量が増えますが、このセロトニンがあってはじめて、脳の中でメラトニンが盛んに合成・分泌されるようになるのです。

POINT 1

生後3ヵ月頃からメラトニンの分泌はスタート

新生児は母乳を通してメラトニンを受け取ってはいますが、その量は少ないうえ、まだ自分の体の中ではメラトニンを合成することはできません。また、昼と夜のリズムをつかさどる体内時計も整っていないので新生児は昼夜を問わず、寝たり起きたりを繰り返すのです。

生後3ヵ月頃から、メラトニンは体内で合成・分泌されるようになりますが、新生児でも朝の日光浴は大事。日光を浴びることで少しずつ体内時計が確立し、昼夜の区別がつきやすくなっていきます。

POINT 2

朝、カーテンを開けて日光を浴びる。可能なら散歩へ！

朝起きたら、すぐカーテンを開けて**日光を約15分浴びましょう。**これを繰り返すと、子どもは日光を浴びる＝起きる時間だと認識できるようになります。起床時間は、19時就寝が目標だと7時頃が◎。ママのお仕事などの都合もあると思いますが、**夜の就寝時間を考えると、日光は遅くても10時までには浴びたい**ところです。

もし余裕があるなら、朝15分ほど外に出て散歩をしましょう。買い物や兄弟の幼稚園などの送迎のついででもO

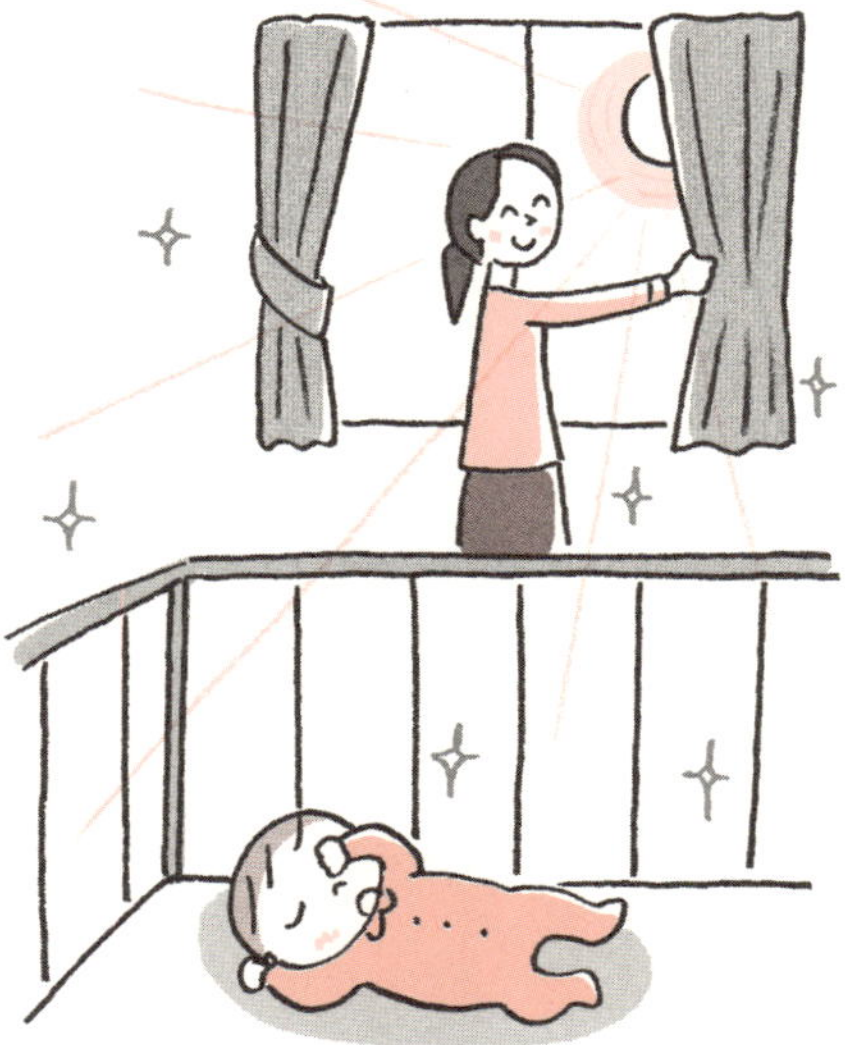

K。時間がないときは5～10分でも十分です。

晴れている日なら、外出せずとも大きな窓がある部屋の中で過ごすだけでもOKです。天気が悪い場合でも、バウンサーなどに乗せて、窓際に置いておくだけでも効果があります。

また朝に限らず、日中の起きている時はなるべく日光が入る明るい部屋で過ごすようにするのもポイントです。午前中に太陽の光を浴びることは、ママの気分の安定や快眠も促します。

●就寝前のテレビ、携帯電話、タブレットは寝かしつけトラブルのもと

最近、話題になることが多いブルーライト。テレビやパソコン、携帯電話、スマートフォン、タブレットなどから発せられますが、ブルーの短い波長はより強力に脳を活動状態にし、睡眠に必要なホルモン、メラトニンの分泌を抑制することがわかっています。そのため、就寝前に浴びると体内時計や自律神経が乱れて

寝つきが悪くなる、眠りが浅くなるという睡眠トラブルを引き起こします。

ブルーライトの影響を考えると、**テレビやタブレットなどの使用は就寝2時間前までが理想。**ただ、我が家もそうですが、ちょうど夕飯の準備に忙しい時間帯で子どもがテレビやタブレットを見ていてくれると助かりますよね。なので、我が家では就寝1時間前まではOKとしています。ただし内容によっては脳を過剰に興奮させることもあるので十分な注意が必要です。

●天井常夜灯は明るすぎ。〝おやすみライト〟を利用しましょう

基本的には、遮光カーテンをつけて、照明はすべて消し、**真っ暗な状態で朝まで眠らせるのが理想**です。

しかし、真っ暗だと夜中の授乳やおむつ替えができないということがあります。つい天井についている照明をつけて部屋を明るくしがちですが、それはNG。子どもの目を完全に覚ましてしまいます。

おすすめは次に説明する**〝おやすみライト〟です。**最初は暗くて手間取るかも

しれませんが、段々慣れてくるはずです。

POINT 1

おやすみライトは足下だけをうっすら照らすもの

ここでいうおやすみライトとは、コンセントなどに差し込み、足下を照らすだけのライトを差します。色は赤、オレンジ、ピンクといった暖色系で2~3ルクス以下のものが◎。

よく**「天井についている常夜灯を使っています」という声を聞きますが、子どもの睡眠の観点から言うと、明るすぎるためおすすめできません。**

POINT 2

暗がりを怖がるときもおやすみライトを

2歳前後になってくると、脳が発達して妄想の

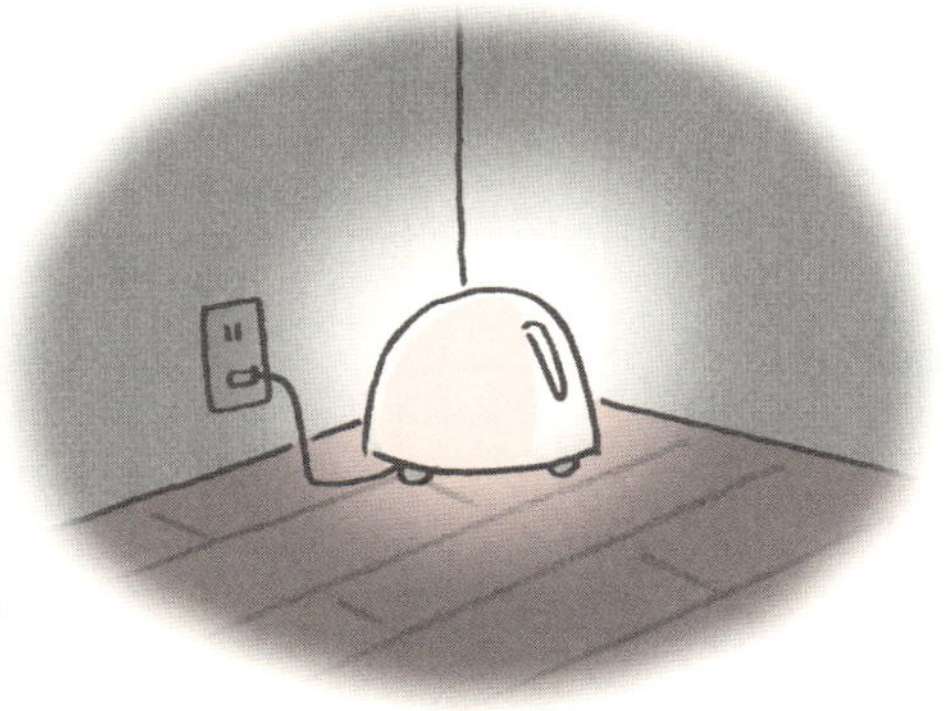

世界が広がるため、お化けやモンスターを怖がるのと同じで、「暗いのが怖い」と主張してくる場合があります。

まず何が怖いのか理解してあげ、おやすみライトを活用するほか、「夜は怖くないよ、暗いのは怖くないよ」というのを絵本を通して教えてあげるのもよいでしょう。暗さに慣れるために、日中のうちに寝室を暗くして懐中電灯で遊ぶなどして、暗闇が怖いというイメージを払拭してあげる方法もあります。

POINT 3

おやすみライトは一晩中つけておくこと

「寝かしつけのときだけつけて、寝たら消しますか？」という質問をうけますが、答えはNO。なぜなら、**子どもは夜中に目が覚めたときに、寝ついたときの状況と変わっていると不安に思ってしまう**からです。夜泣きや夜中に覚醒してしまう原因になるので、一晩中つけておきましょう。

●ひと筋の光が早朝起きを誘発

朝の4、5時に起きてしまう**早朝起きの原因でよくあるのが、カーテンの隙間から入ってくる光。**遮光カーテンではなかったり、遮光をうたっていてもその遮光効果が弱くて光が漏れてくる場合もあります。

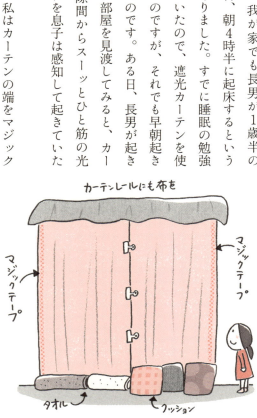

実際、我が家でも長男が1歳半の頃、連日、朝4時半に起床するということがありました。すでに睡眠の勉強を始めていたので、遮光カーテンを使っていたのですが、それでも早朝起きが続いたのです。ある日、長男が起きる時間に部屋を見渡してみると、カーテンの隙間からスーッとひと筋の光が。それを息子は感知して起きていたのです。

早速、私はカーテンの端をマジック

テープで留めて隙間をふさぎ、光を完全にシャットアウト。次の日からきっちりと7時まで寝てくれるようになりました。

このように**わずかな光でも反応する子どももいます。**早朝起きが続くなら、もう一度、部屋の中をチェックすることをおすすめします。**外からの光を遮断することは、早朝起きに限らず、睡眠トラブルの予防になるので、入念にチェックしましょう。**

音——静寂は逆効果!? "ぐっすりノイズ"で赤ちゃん安心

"ぐっすりノイズ"の正体とは?

普通ノイズといえば、必要な情報をかき消す雑音ですが、実はこのノイズの中には、子どもが安心して眠れる魔法の音があります。

ひとつはテレビやラジオなどのシャーッという砂嵐の音。車の音や犬の鳴き声、ドアベル、アラームなど、眠りや集中力を妨げる雑音や生活音を打ち消す効果があります。

もうひとつは、波の音や小川のせせらぎなどのゆらぎのある自然音。癒やしやリラックス効果があります。

このふたつのノイズはどちらも子どもの安眠を助けるので、私は**〝ぐっすりノイズ〟と呼んでいます。**

ドクンドクンというママの心音やザーザーという血流音は、赤ちゃんがママのお腹の中でずっと聞いていた音であるため、生後に聞かせても赤ちゃんを安心させる効果があり、**無音だとかえって不安に感じる赤ちゃんもいます。とくに月齢の低い赤ちゃんは、その傾向が強く、ぐっすりノイズが効果的です。**

この音は、夜中、赤ちゃんが発する「あー、うー」という声にママが敏感に反応するのを防ぐ効果もあり、親の快眠にも繋がるとも言われています。

とくに年齢的な使用制限もないので、子どもが雑音や生活音で起きることがなくなり、親がやめたいと思うまで続けて大丈夫です。やめるときは、少しずつ使用頻度を減らしていきましょう。

●家の中に必ずあるアレで代用可能です！

ぐっすりノイズを発する専用機器やＣＤが販売されていて、インターネットなどで「ホワイトノイズ」「自然音」で検索できます。ぐっすりノイズの専用機器を購入する場合は、50デシベル程度のものを選び、ベビーベッドの真上や真下ではなく、２ｍほど距離をおいて設置することをおすすめしています。

また、携帯電話やタブレットのアプリなどの音を利用するのも手。その場合は電磁波の影響も防ぐために飛行機モードにしておくといいでしょう。

そして、もうひとつ。**ぐっすりノイズは換気扇の音でも代用できます。**キッチンやトイレ、お風呂などの換気扇を回して利用しましょう。この方法は、旅先のホテルなどでも応用できるのでおすすめです。

●ぐっすりノイズは一晩中流しておくべし

ぐっすりノイズを流す場合は、**寝かしつけから、朝起きるまで流し続けることが大切です。** CDを利用する場合にはリピート再生の設定にしておきましょう。

これにより、夜中に起きたときも、寝かしつけのときと同じ環境がキープされているため、子どもは安心し、再び自力で眠ってくれる確率が高くなります。

ねんねTips

「シィーッ、シィーッ」はぐっすりノイズ

赤ちゃんを寝かしつけるときや夜中に起きたときのおすすめの言葉として「シィーッ、シィーッ」というのがあります。この音は、赤ちゃんがママの胎内にいるときに聞いている、ママの血流の音にそっくりなぐっすりノイズ。世界中の赤ちゃんに通用する〝魔法〟の言葉です。

部屋の温度＆湿度

——寒いより暑いほうが赤ちゃんの不快指数は高いんです

●赤ちゃんの睡眠の最適温度は、大人には肌寒く感じる20～22度

20～22度と聞くと、「寒いのでは？」と心配になるママもいるかもしれませんが、実はこれくらいが赤ちゃんにとっては適温です。

また、赤ちゃんの睡眠を考えるうえで決して避けることのできない乳幼児突然死症候群（SIDS・詳しくはP49）のリスクを下げるうえでも、暑すぎないことは重要なこと。乳児の体温が高くなりすぎないよう、大人が薄着で快適だと感じる温度に部屋を保ち、過度に服を着せたり、温めすぎないことを推奨しています。

実際、**温度を下げて部屋を涼しくしたら、夜中に起きなくなった、夜泣きがなくなったというケースは今まで多くあります。**たとえば、寝汗をかきながら夜泣きする場合など、部屋の温度を確認して調整すると解決する可能性は高くなります。

POINT 1

子どもの状態で適温チェック

最適な温度は20～22度ではありますが、これはあくまでも目安です。部屋の位置や方角、エアコンの設置場所などでも室内の温度は変化し、また子どもの平熱によっても左右されるため、次のポイントでチェックしてみてください。

□大人が室内に入って肌寒い（親は布団をかぶる必要がある）ぐらいが◎
□子どもが夜中に起きたとき、背中や頭に汗をかいている場合は暑すぎる
□子どもの手足に触れてみて、指先まで冷えていたら寒すぎる
□子どもが怖い夢を見て起きたり、夜驚症（夜中に起きてギャーッと叫ぶ）の場合、暑すぎる可能性があるので温度を下げる
□エアコンの風が子どもに直接当たらないようにする

POINT 2

夏のエアコン問題。夜泣きと寝汗で判断して

とくに夏は20～22度の設定では大人には寒すぎるかもしれません。あくまでも子どもが夜泣きや寝苦しそうなどの睡眠のトラブルを抱えていて、寝汗をかいている場合のみでいいです。たとえば、25度の設定でも子どもの夜泣きがなく、汗をかいていなければ、「そのままでいいですよ」とお伝えしています。

●湿度は40～60％をキープして

梅雨から夏にかけては湿度が高くてベタつき、秋冬には湿度が下がって乾燥する日本では、室内の湿度コントロールも大切です。エアコンによって湿度が下がりすぎることも考えて、加湿器や除湿器を活用するといいでしょう。

ここで注意したいのが、加湿器の選び方です。スチーム式などヒーターを利用して加湿するタイプは、部屋の温度を上げてしまうことがあります。また、もうひとつ気になるのがカビです。**加湿器を購入する場合は、スチーム式以外で、カビや雑菌が発生しにくいタイプがおすすめです。**

ねんねTips

乳幼児突然死症候群（SIDS）とは？

なんの予兆もないままに主に1歳未満の健康にみえた乳児に突然死をもたらす疾患です。とくにリスクが高いのは生後2～6ヵ月です。日本では年間100人ぐらい。6000～7000人にひとりと言われています。厳密には原因不明ではありますが、親としてできることは、睡眠環境を整えること。

①仰向けで寝かせる②寝床に掛け布団、枕、ぬいぐるみなどは入れない③子どもの体温が高くなりすぎないように注意④親と同室で違う寝床で寝かせる⑤親はたばこを避けることなどが挙げられます。

このことをママをはじめ、子どもの保育にかかわる皆さんに知ってほしい、そして子どもの安全面からも十分に睡眠環境を整えてほしいと強く願います。

寝るときの服装

──本当は赤ちゃんには布団をかけないほうがイイんです

●日本とアメリカの大きな違い。それは赤ちゃんの布団

私はアメリカに住んでいますが、日本のママのコンサルテーションを多く行っているため、日本の生活様式にそった独自のメソッドを開発しています。それでも、赤ちゃんの布団に対する日米での認識の違いに関しては、本当に驚きます。

なぜならアメリカでは、1歳以下の子が寝るベビーベッドの中には何も入れません。掛け布団（ブランケット、ガーゼケットなどを含む）や枕を使うのは2歳からが一般的。

その理由は、掛け布団を使用することで

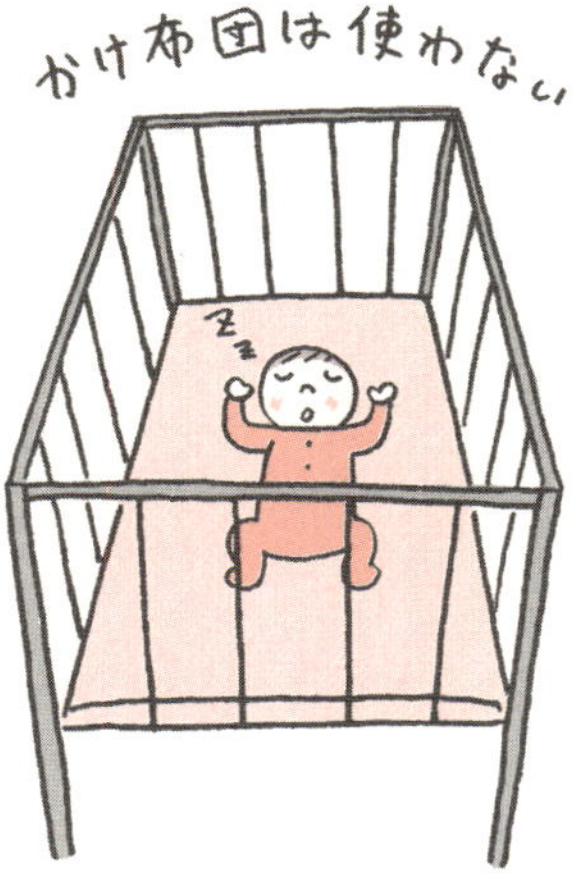

の窒息事故、そして暑すぎにより起こる可能性がある乳幼児突然死症候群（P49）のリスクを下げるためです。

アメリカは日本に比べ、乳幼児突然死症候群の数が多く、産婦人科や小児科でも積極的に啓蒙活動をしています。その成果もあり、子どもが掛け布団を蹴るなどして顔や首にかかることによる事故を防ぐため、一般的に赤ちゃんには最初から掛け布団は使いません。かわりにおくるみ（スワドル）やスリーパーを利用します。

日本では産婦人科でも新生児にタオルケットなどを使用し、掛け布団もついているベビー布団セットを出産準備品として用意するのが当たり前になっていますよね。

ただし、寝床の安全を考えると、掛け布団や枕の使用は2歳になってからをおすすめします。それより月齢の低い**赤ちゃんの安全を考えると掛け布団は避けていただきたい**です。ぜひ、おくるみ（スワドル）やスリーパーを利用してください。

POINT 1

成長や季節に合わせて服装の調節を！

新生児

・夏：100％綿　半袖＋長ズボン＋おくるみ（スワドル）

・冬：100％綿　長袖＋長ズボン＋おくるみ（スワドル）

寝返りをし始めたら　おくるみ（スワドル）をやめ、スリーパーやスリープサックを使用

・夏：100％綿　長袖＋長ズボン（とても暑い場合は半袖＋半ズボン）

・冬：100％綿　下着＋長袖＋長ズボン＋スリーパーまたはスリープサック

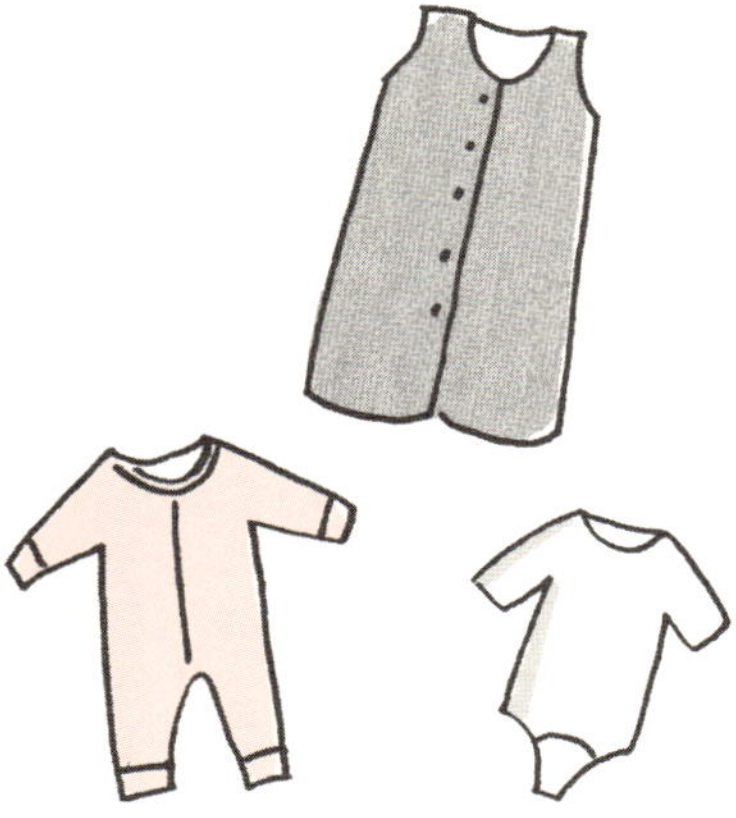

POINT 2

おくるみ（スワドル）の使い方

おくるみは正しく使用することが大事です。やり方を間違えると、股関節形成不全など骨の発達を妨げたり、また、おくるみにゆるみが生じて脱げたりしてしまいます。次ページでは私が普段、皆さんにおすすめしている、アメリカの小児科医ハーヴェイ・カープ推奨の方法を紹介します。

ポイントは、**赤ちゃんの腕が動かないようにしっかりと巻きつつも苦しくない程度にすることです。**

おくるみの使い方

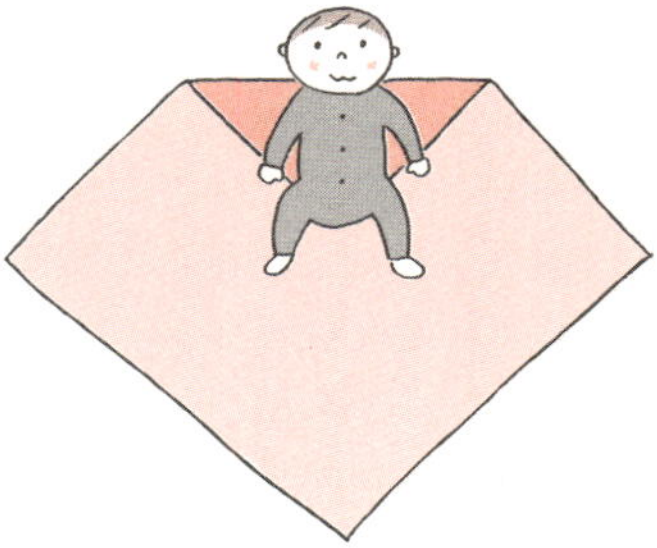

❶おくるみの上の角が中心に来るように折って五角形をつくります。
❷赤ちゃんを❶の中心に寝かせます。このとき、肩が出ないよう頭だけおくるみから出る位置に調節してください。

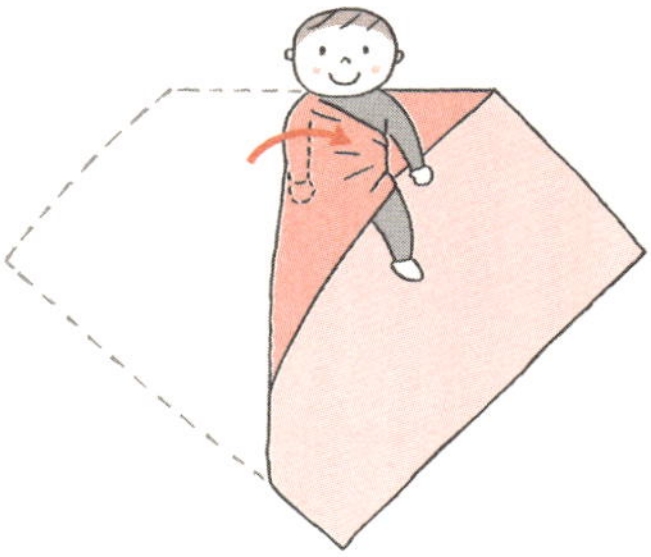

❸赤ちゃんの右腕をわきに添わせまっすぐにして、体に密着するように置きます。
❹おくるみの左端を持ち、赤ちゃんの胸をくるむように持っていきます。このとき、右腕が固定されているかを確認すること。余ったおくるみを赤ちゃんの体の下に入れ込み、しっかりとくるみます。

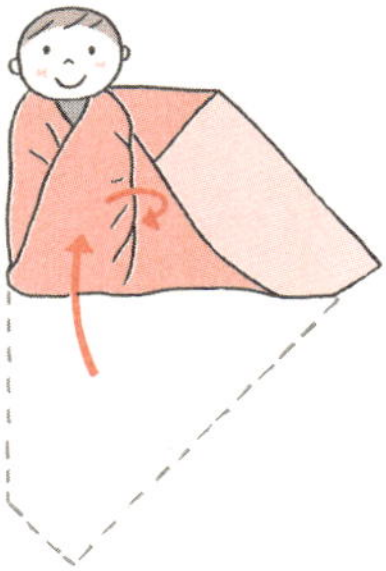

❺左腕をわきに添わせてまっすぐにして、おくるみの下の部分を持ち上げて、足から体にかけて包み込みます。
両足は簡単に曲げられるように、股関節を動かせるようにしてください(股関節脱臼予防のため)。

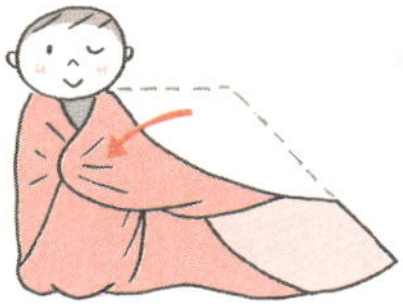

❻おくるみが赤ちゃんの肩から、胸をおおって、Vネックの残り半分ができるように、折ります。

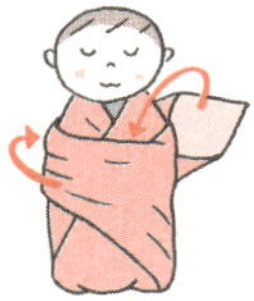

❼おくるみの右端を持ち上げて、赤ちゃんの左腕の上を通ってくるむように包み込みます。
❽余ったおくるみの端を赤ちゃんの体の前側に入れ込み、しっかりと固定します。

POINT 3

肌着やパジャマ、寝具の素材は快適なものを

ちょっとした不快感が夜泣きなどの睡眠トラブルの原因となることもあるため、素材選びにはこだわりたいところ。基本的に綿100%のものがおすすめですが、アトピーなどで刺激に敏感な場合にはオーガニックコットンを選ぶのも手。実際に私の次男はアトピーで肌が弱く、夜中にかゆがることがありましたが、オーガニックコットンに替え、**熱がこもらないように通気性のいいマットレスを選んだところ随分と改善**しました。一概には言えませんが、参考にしてみてください。

寝床の安全

――家庭環境に応じてベストな寝床を見つけましょう

●安全性を最優先に寝床を確保しましょう

親と同室か別室か。添い寝をするかしないか。どちらがベターかは、家庭の考え方により異なるところで、一概には言えません。

アメリカの小児科学会では、乳幼児突然死症候群（P49）のリスクを考えて1歳までは「親子が同室で、寝床は別」にすることをすすめており、「赤ちゃんのいちばん安全な寝床はベビーベッド」と伝えていますが、各ご家庭の住環境や育児の方針なども踏まえて、夫婦で十分に話し合い、最善な寝床を決めてほしいと思います。

同室と別室、あなたの家庭に向いているのは？

まずは同室のメリットから。何かあったとき、いわゆる緊急時に素早く対応できるのが最大のメリットです。赤ちゃんのお腹が空いたときも簡単に授乳ができますし、親と別室で寝る赤ちゃんに比べて、乳幼児突然死症候群のリスクが半減する（同室で別の寝床の場合）という結果も明らかになっています。

ただし、長い期間、親と寝ていた子は、ひとりで寝られるようになるまでに時間がかかる傾向があります。また、親子同室では夫婦のプライベートスペースがなくなるため、夫婦関係に影響が出る可能性も。

では、別室はどうでしょうか。メリットとしては、夫婦のプライベートスペースが保たれる、兄弟がいる場合に平等に扱うことができる、親の気配で子どもを起こすことがないという点が挙げられます。対してデメリットとしては、授乳や泣いたときに親が自分の寝室から移動して対応する必要がある、授乳後の寝かしつけが大変になるケースがある、赤ちゃんが寂しいと感じたり、ママやパパが心配になって何度も起きて様子を見に行ってしまうことなどが挙げられます。

もちろん住宅環境の問題もありますが、安全な睡眠環境を最優先したうえで親が何を優先するかが、子どもの寝床を決める大きなポイントになってきます。

添い寝は注意も必要だけど、メリットもいっぱい

日本には、親と同室で同じベッドや布団に川の字になって添い寝する文化が昔からあり、一般的ですよね。また、「とりあえずベビーベッドを用意したけど、ベビーベッドに置いた途端、泣いて寝ないから、添い寝にした」という、その場

しのぎのパターンもよく聞きます。

睡眠の点では「親子が同室で、寝床は別」というのが理想ではありますが、安全性に十分に配慮したうえで添い寝にするのはもちろんあり。ただし、メリット、デメリットを踏まえ、夫婦で話し合ってから選択するのがおすすめです。

添い寝のメリット

・授乳が簡単にできる
・子どもの状態に親が素早く対応できる
・親と子ども、ともに安心するのでよりよく眠れる
・日中、仕事をしている親にとって、子どもと一緒にいる時間が増える

添い寝のデメリット

・体を動かしたり、蹴ったりする子ども

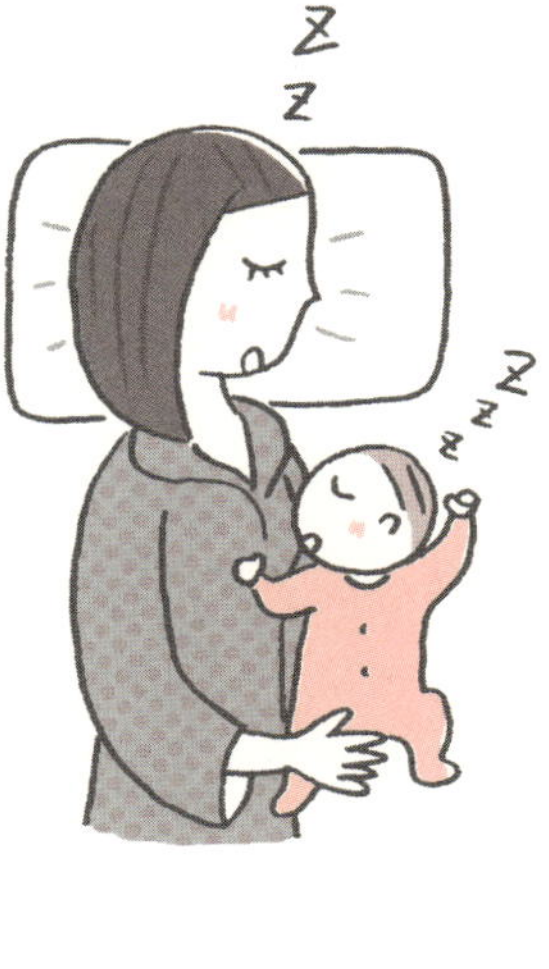

の場合、親が眠れなくなる
・添い寝をすると子どもが頻繁に起きる確率が上がる
・ママやパパの横で寝ることに慣れると、両親以外の人に面倒をみてもらうときになかなか寝てくれない可能性がある
・安全に気を配らないと窒息などの事故の危険性がある

もうすでに添い寝をしているという場合。安全面には細心の注意を払う必要がありますが、大切なのは、ママも子どももハッピーかどうかです。将来、セルフねんねに移行していくときに時間がかかるかもしれませんが、それでも今、幸せであれば、添い寝を続けてもよいでしょう。

子どもの寝床まわりは安全ですか?

同室、別室、添い寝、別の寝床、いずれの場合でも注意してほしいことはたくさんあります。今までの項目に加えて、以下のことも再度、確認をしましょう。

・大人のベッドで添い寝をすると、子どもが落ちてしまう可能性があるので避ける
・ベビーベッドにクッションタイプのベッドガードやバンパーは窒息の危険があるので、絶対にNG
・添い寝をする場合は、大人の枕を赤ちゃんの近くに置かないようにする。また、大人の掛け布団や毛布が赤ちゃんにかからないように十分に注意
・ママ（パパ）がお酒を飲んだときは、添い寝を避けてください。その日はパパ（ママ）に任せる
・ベビーベッドを使う場合は、必ずPSマークとSGマークの2点がついているものを選ぶ
・地震などの災害を考えて安全な位置に赤ちゃんの寝床を確保。本棚やタンスが倒れてくる可能性がある場所は避ける
・寝返りをしだしたら、コンセントに近づかないよう注意
・窓際にベビーベッドを置くと、カーテンの紐が首にかかる危険性があるので避ける

神経質になりすぎる必要はありませんが、子どもの安全を考えると妥協できないポイントです。これだけは頑張って守ってくださいね。

●安全のために、ベビーモニターはおすすめです！

同室、別室にかかわらず、おすすめなのがベビーモニターです。

同室で寝る場合でも、子どもを寝かしつけた後に家事をしたり、自分の時間を過ごすため、離れるときに、子どもが安全な状態で寝ているかチェックできます。

また、声がしても、すぐに駆けつけなくてもOKの場合があるので、その見極めをすることができ、本当は寝ていたのに抱っこしてかえって起こしてしまうというのを避けることができます。

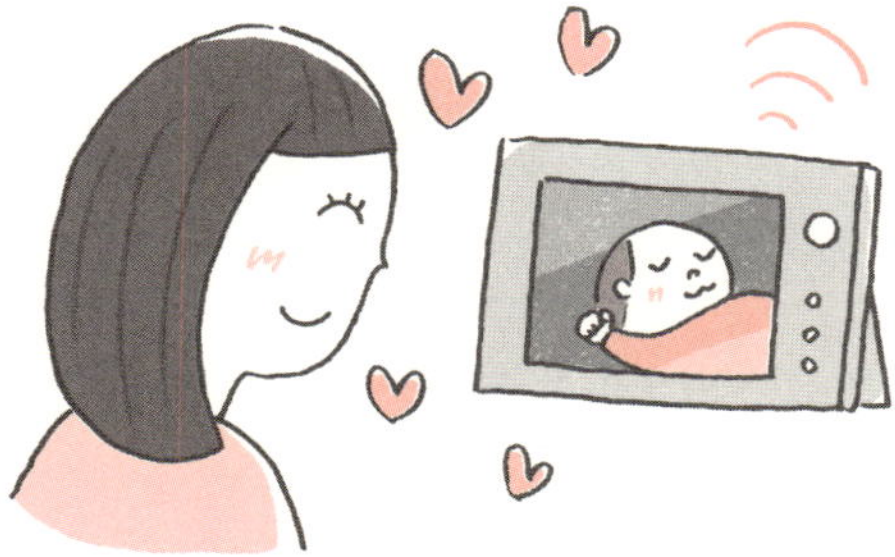

ただし、あまりにも子どもが気になって、ずーっとモニターを見続けてしまうタイプのママにはおすすめできません。マストなものではないので、ご自身の性格やライフスタイルに合わせて、必要かどうか検討してみてくださいね。

［土台②］

ハッピーな睡眠スパイラルをつくる親子の「幸福度」

●幸福度について知ろう！

幸福度というのは、心がどれだけ満たされているかをはかる物差しです。子どもの幸福度は、体の健康と同じように大切で、いわば心の健康のこと。「睡眠の土台」の中でもとても重要な項目です。

では、幸福度を高めるとどのような効果があるのでしょうか。

・親子ともに、ポジティブ思考になり、自信が増す
・親子ともに、不安感が軽減され、安心感が増す
・親子の絆や繋がりが強固なものになる
・子どもに眠ることへの安心感を与えられる
・親子ともに、睡眠に対するネガティブな感情がなくなる

・〝ねんねトレーニング〟の必要がなくなる

などが挙げられます。逆に子どもも親も幸福度が低いと、負のスパイラルに陥り、どちらも睡眠不足になりがちです。

つまり、**幸福度が高いか低いかで、育児や睡眠がスムーズに進むか、すべてうまくいかないサイクルに陥るのかの分かれ道になります。**

●子どもは感情を親を通して学んでいます

子どもの幸福度は親の幸福度とリンクしています。子どもは赤ちゃんの頃から親の感情や心の変化を感じ取り、さらに赤ちゃんは親を通して感情を学びます。どんなに子どものためにと尽くしていても、親の心が満たされていなければ、子どもの心は満たされづらく、なかなか幸福度は上がりません。逆に親の心が満たされれば、子どもの心も満たされるため、育児もスムーズになり、さらに親の心に余裕が生まれ、いい相互作用が生まれるのです。

親子ともに幸福度の高い
スパイラルに入ると……

子	親
一日を通して機嫌がいい	十分な睡眠がとれていて、自分の時間もあり、心が満たされている
あまりぐずらないため、ぐずりに対応していた時間を楽しい親子の触れ合いの時間にあててもらえる	たとえ子どもがぐずっていても、心に余裕があるため、穏やかな気持ちで子どもと触れ合え、スムーズにあやせる
親がきちんと向き合ってくれるから、心が満たされる	子どもの笑顔が見られてハッピー。気持ちに余裕が生まれる
さらに機嫌がよくなり、ぐずることが減る	子どもの心境の変化に気づきやすく、すぐに対応できる

↓

**寝かしつけがスムーズになり、
親子ともに睡眠時間を
十分に確保できる**

親子ともに幸福度の低い
スパイラルに陥ると……

子	親
一日を通してぐずったり、泣く頻度が高くなる	睡眠不足で自分の時間もなく、心が満たされていない
楽しい親子の触れ合い時間が少ない	子どもがぐずると、すぐにイライラしてしまう。余裕がないので、子どもとの触れ合い時間が少なく、自分自身の時間もまったくとれない
親のイライラを感じ取り、さらにぐずったり、泣く頻度が高まる	泣いている子どもを何とかなだめようとするが、なかなか泣きやまない

↓

寝かしつけに時間がかかり、
親子で睡眠不足になる

皆さん、いかがでしょうか？　実はこうやって「幸福度が大事！」とお伝えしている私でも、仕事が忙しくて睡眠不足になると幸福度の低いスパイラルにはまってしまうことがあります。子どもがちょっとギャーギャー言っただけでイラッとして怒りぎみになり、寝顔を見て反省することもしばしば。そんなときは、気分転換をしたり、ベビーシッターさんにお願いして自分の睡眠時間を確保するときもあります。

とにかくママが自分を大切に。シャンパンタワーの法則

シャンパンタワーは、いちばん上のグラスにシャンパンを注ぎ、グラスがいっぱいになると、溢れてその下の段のグラスへと流れ、またその段のグラスが満たされると下へというように、上から順に満たされていきます。

この、いちばん上のグラスがママです。そ

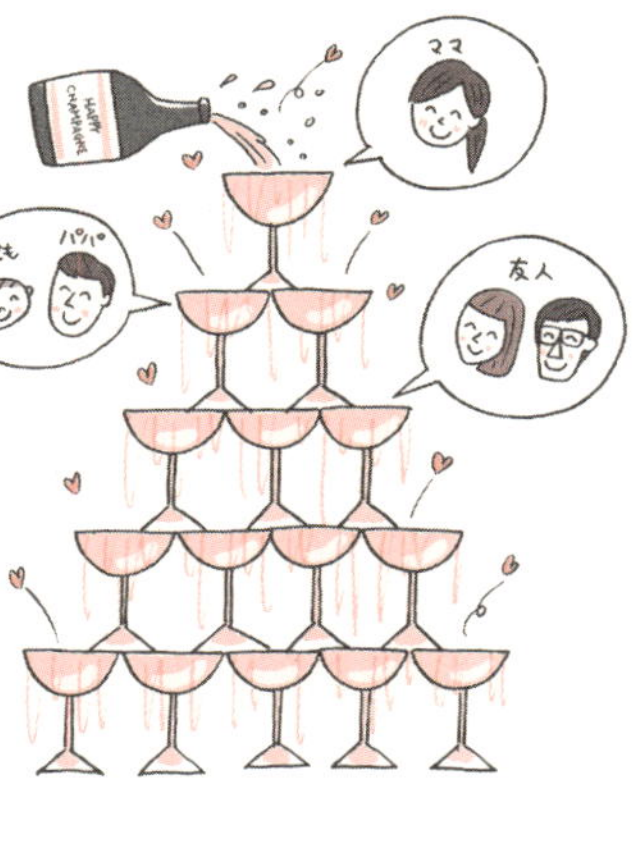

の下に子どもやパパなどの家族。次が友人や同僚となり、いちばん下が他人です。そして注がれるのはあなたの心を満たす幸せです。この幸せがママの中に満ちて溢れ出してはじめて、まわりの心も満たされるようになります。つまり、**ママが満たされていないと、子どもも満たされないのです。**

●ベビーシッターを頼むことは後ろめたいことではありません！

コンサルテーションを通して、皆さんの盲点になっているなと感じるのが、やはり、この幸福度の問題。皆さん、まじめで育児をきちんとしなければという想いが強いあまり、自分を大切にする時間がなく、追い詰められている感じがします。しかも、**追い詰められた心がかえって夜泣きをひどくさせてしまうという負のスパイラルに陥り、とても疲弊している方が多いです。**

日本では「我慢が美徳」「母親は家族のためなら犠牲になって当然」という自己犠牲の意識が周囲にも、そしてなによりママ自身にもまだまだ根強く残っているようです。とくに専業主婦のママの場合、「他人に育児や家事を頼ってはいけない」と思う方が多いように思います。私自身、専業主婦だった時期があるので、ベビーシッターをお願いすることに罪悪感がありました。

でも、何度も言いますが、皆さん、十分に頑張っています。もっと楽になってください。

今ほど「楽になって」と表現しましたが、これは当然のことであり、子どもや家族のためでもあります。シャンパンタワーの法則です。そして、子どもはママが自分を大切にする姿を見て育つことで、自分自身を大切にする人になっていきます。

POINT 1

自分を慈しむセルフケアをしましょう！

時間がない、疲れて体力も気力もない……。そんなときは、まず**窓を開けて深呼吸**をしてみましょう。大きくゆっくり息を吸って吐く。これを繰り返すだけでも、体の中が新鮮な空気で満たされるようになり、リラックスできます。

また、家事の手抜きもおすすめ。私は、疲れがピークに達する週半ばの夕飯はデリバリーやテイクアウトを利用します。ちょっと贅沢ですが、私の精神を落ち着かせるため、そして家族のためには欠かせないことと割り切っています。

週末はパパに見てもらっている間に昼寝をしたり、近くのコンビニにひとりで行ったり、お気に入りのバスソルトなどを入れて、お風呂にゆっくりと浸かるのもいいでしょう。

POINT 2

公共のサービスを利用する

ベビーシッターと書きましたが、料金が気になるところですよね。

そこでおすすめは、地方自治体による、一時保育や一時預かりなどのサービスです。仕事や家族の病気のときだけと思い込みがちですが、子育てに疲れたママがリフレッシュするために利用するのもOK。ぜひ、地域の行政窓口で相談してみて

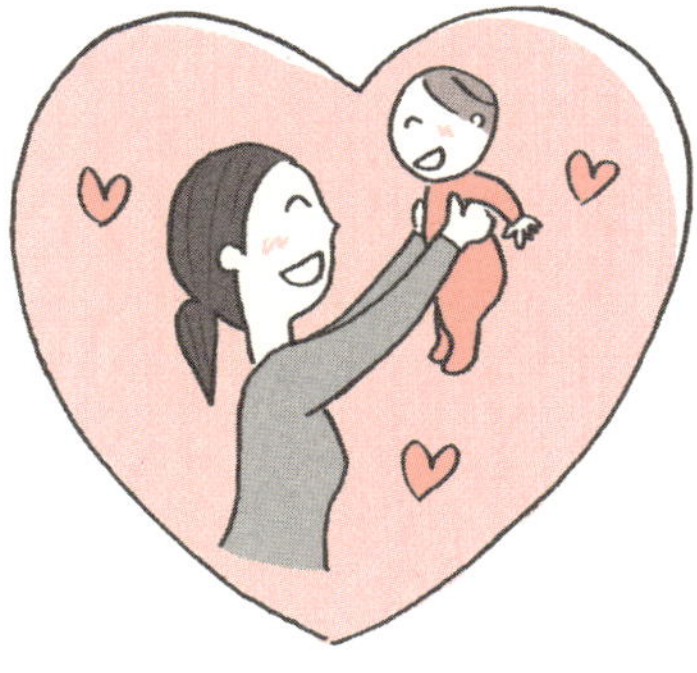

ください ね。

また、地方自治体が運営するファミリーサポートを利用するのも手。子どもを見てくれるサポーターの方には子育ての先輩が多い点も頼もしいところです。

●睡眠トラブルに直結しやすい、子どもの心のザワつき

幸福度ケース1

突然、家を飛び出したママ

「8ヵ月の子どもが夜泣きがひどくて、家から飛び出してきました」

こんな連絡があるママから来ました。あまりにも辛く、パパがいるときに突発的に家から出たとのこと。「美容院に行っている夢を見るぐらい美容院にも行けず、子どもの人見知りがひどいからベビーシッターにも抵抗があって……」とかなり、行き詰まっていたようでした。

そこで、私はママに「次の授乳時間まで、そのまま家に帰らないでく

ださい。カフェに入ってケーキでもゆっくり味わいながら食べてくださいね」と伝えました。

その後、どうなったのかをお聞きしてみたら、その日は面白いほどぐっすりと子どもが寝てくれたそうです。そして「私が離れることが、子どもにとっていいこととは思えなかったけど、そうとは限らない」と実感したそうです。

幸福度ケース2

たった1回のおじいちゃんのお迎えで

「2歳になったばかりの子どもの寝かしつけが、2週間前から3時間もかかるようになりました」との相談が。睡眠環境は整っていますし、話をお聞きする限り、原因が見当たりません。そこで2〜3週間前に変わったことがなかったかをさらに詳しくヒアリングしてみると、ちょうどその頃ママの出張があったそうです。以前から出張はよくあり、保育園のお迎えや食事、寝かしつけはおばあちゃんが担当してくれていましたが、その間たった1日だけ、おじいちゃんがお迎えと寝かしつけを担当した日があったそうです。

それが原因だったかもと思い、「この前はいきなりおじいちゃんがお迎えに行ってごめんね。伝えてなかったからびっくりしたでしょう。おじいちゃんと一緒に頑張ってくれてありがとう。ママ、すごく助かったよ」と寝かしつけの際に子どもの目を見て伝え、最後に抱っこして「大好きだよ」と言うようにアドバイスしました。

結果、15分で寝たそうです。

子どもにとっては、思っていた人と違う人がお迎えにくる、寝かしつけをするというのはかなり大きな変化であり、刺激になります。そうすると不安になり、幸福度は低くなります。

他にも、ケガをする、保育園の担任の先生が替わるというのも子どもにとっては大きな刺激に。

こんなとき、ママにしてほしいのが、子どもに謝る・子どもの不安を取り除く・子どもが頑張ったことを褒める・感謝する、そして最後にたっぷりとスキンシップをとって大好きだよと伝えることです。これで子どもの心は満たされ、安心して眠ることができます。そう、子どもにとってのいい睡眠には、幸福度が大切なのです。

●量よりも質。短くても「混じり気なしの純粋な1対1の時間」で心を満たす

子どもの幸福度を高めるために、ぜひ毎日してほしいのが、触れ合いの時間をつくること。このお話をママたちにすると、「24時間、一緒に過ごしているので十分触れ合っています！」「帰宅後はべったりして過ごしています」と言われる方がほとんどです。

ちなみに、

・テレビをつけながら
・スマホやパソコンをいじりながら
・食器を洗いながら
・ごはんを食べさせながら
・お風呂に入れながら
・買い物しながら

などの〝ながら〟はすべてノーカウントです。

私が言う触れ合いの時間とは、**「混じり気なしの純粋な1対1の時間」のこと。**この状態で、子どものやりたいことを真剣にやる時間のことです。とくに、月齢が高くなるとひとりで遊べるようになるため、1対1の時間が減りがちです。もちろん、ひとりで遊んだり、テレビを見たり、子ども同士で遊ぶことは子どもにとっても楽しいことではありますが、ママとの時間はかけがえのないもの。

20〜30分とれればベストですが、毎日、20分確保して向き合い続けるのはなかなか大変なこと。だから10分でも、難しければ5分でもＯＫ。**大切なのは、「量**

より質」です。

幸福度ケース3

保育園の帰り、ベンチに座って1対1で3分

「とにかく寝かしつけのときにギャンギャン泣いて、夜泣きもひどい」という相談をしてきたのは、夫婦ともに医師というご家庭でした。1日のスケジュールを聞いてみると、本当にお忙しそうだったので、「1日3分でいいから、他の情報をシャットアウトしてお子さんと向き合ってください」とアドバイス。

そして、保育園の帰り道にベンチに座り、「いつも頑張っているね、ありがとう」と子どもに伝えて1対1で向き合うことを提案したところ、驚くほど睡眠トラブルが改善しました。

［土台③］「ねんねルーティン」をつくる

●子どもは、次に何が起こるかわかると安心します

ねんねルーティンをつくる理由のひとつは、子どもに安心感を与えるためです。**子どもは次に何をするかがわかると安心するうえ、その流れに体も慣れてきてリズムができます。**保育園や幼稚園で、毎日、単調とも思えるぐらい同じようなスケジュールが繰り返されているのはそのため。

また、この先、添い寝をしなくてもひとりで寝られるようになってほしいと思っている場合は、大切な準備にもなります。

●夜、寝る前の流れをつくる

ねんねルーティンは、家庭に合った流れでOKです。

例：お風呂に入る↓パジャマに着替える↓歯を磨く↓絵本を2冊読む↓ぐっす

りノイズをつける↓電気を消す

ただし、おさえておきたいポイントはあります。

・**お風呂から上がってから電気を消すまでの時間が約45分**で終わるのを目標に

・授乳したまま完全に寝かしつけてしまうと、子どもが夜中に起きたときにおっぱいがなくて不安になり、夜泣きの原因になりがち。そのため、授乳↓絵本↓消灯というように、**授乳の後、消灯の前にワンステップおくのが◎**

・1歳半ぐらいになったら、ねんねルーティンの流れを簡単なイラストとともに紙に描いて子ども自身にも次にやることがわかる**〝ねんねルーティンチャート〟**やできたときにシールを貼る**〝できたよシール表〟**をつくり、子どもの見えるところに貼っておくのも有効。そのイラス

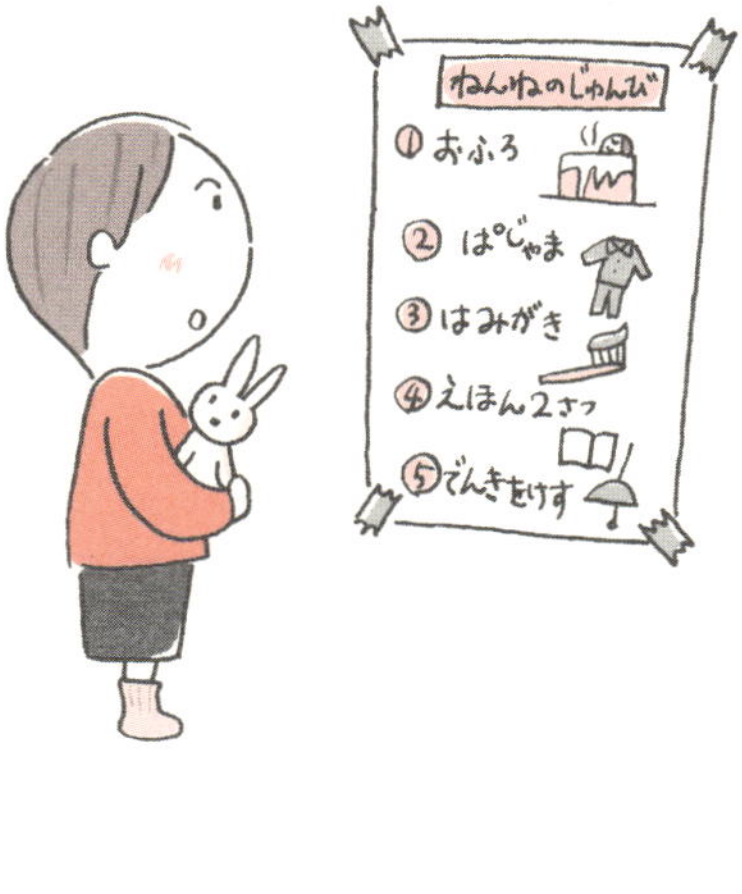
ねんねのじゅんび
①おふろ
②ぱじゃま
③はみがき
④えほん2さつ
⑤でんきをけす

トを指差しながら次に何をするかを伝える

・子どものリクエストに対する**境界線をはっきりさせておく。**たとえば、「絵本をもっと読んで」などルーティン以上のことを子どもに要求されないように、「あらかじめ[redacted]冊だよ」と伝えておき、要求されても応じない

・親の感情は子どもとリンクしているため、ルーティンを行う際は深呼吸して、リラックスを。笑顔で、低めの落ち着いたトーンで話すことを心がける

・子どもが寝る前に興奮して遊んでいる場合は、**こそこそ話程度の音量で絵本を読みだす**ことで、落ち着かせる

・とにかく一貫性をもって毎日続ける

とくにルールを認識させること、一貫性をもつことは重要なポイントです。

この〝ねんねルーティン〟は産後、退院した日から始めてもOK。3ヵ月頃から意識しておくと、**最初は手間取るかもしれませんが、寝かしつけがスムーズになり、子どもの睡眠トラブルの解消や、のちのセルフねんねへと繋がっていきます。**

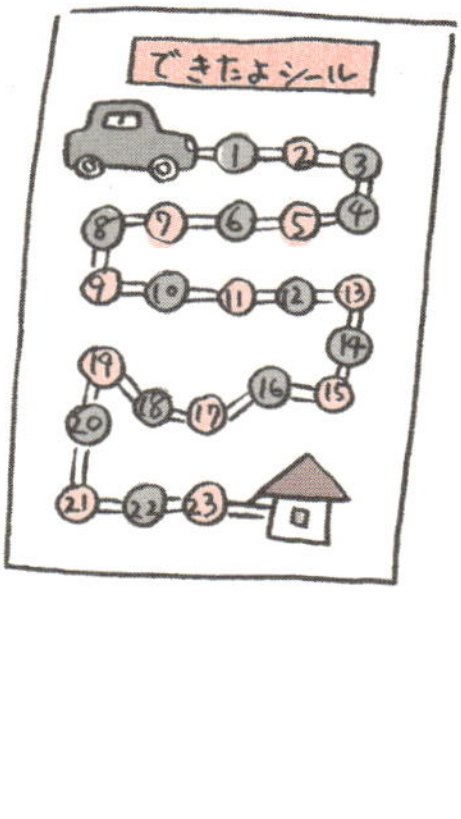

ねんねTips

「背中スイッチ」も〝ねんねルーティン〟で解決！

「背中スイッチ」とは抱っこしている状態ではよく寝ていたのに、ベッドに置いた途端、目が覚めたり、泣きだしたり、「まるで背中にスイッチがついているみたい」ということですが、原因は、寝入ったとき＝抱っこと、置いたとき＝ベッドや布団の上、と状態が変化したことで、子どもが不安になるため。さらに、眠りが浅くて目をちょっと開けたときに、子どもがみずから寝つく＝セルフねんねの力もまだついていないと完全に目が覚めてしまいます。

いちばんの対策としては、寝かしつける時、疲れすぎる前に〝ねんねルーティン〟を行い、抱っこで完全に子どもが寝落ちする前の目が開いている状態でベッドに置くことで、少しずつ改善していきます。

ルーティン　ケース1

特別サービスがアダとなる

「下の子が生まれたときから、3歳の上の子が一日中、飴をほしがるようになった」という相談が。しかも、夜中の要求は、一晩に2～3回と高頻度です。下の子の世話もあり、ついあげてしまうとのこと。

まずは、ママが元気で子どもの機嫌がいい午前中の飴を「お昼になったらね」と言い聞かせ、同時にねんねルーティンチャートと、できたよシール表を合わせて〝ねんねルーティン〟も徹底。昼間の飴をやめることができた時点で、夜中に欲しがっても「夜は寝る時間だからね」と伝えると、子どもは「泣いてももらえない」と判断するようになり、夜中に起きることがなくなりました。

ルールを認識させること、甘やかしすぎないことは睡眠トラブルを考えるうえでも大切なポイントなのがおわかりいただけるかと思います。

おさらい

「睡眠の土台」チェックリスト

～しっかりチェックすることで、睡眠トラブルの大きな改善が生まれます～

寝かしつけのタイミング

- □ 子どもが疲れすぎる前に寝かしつける(→P12)

睡眠の環境

- □ 朝、起きたらカーテンを開けて日光浴
- □ 寝る1時間前にはテレビ、携帯電話、タブレットの電源オフ
- □ 寝るときは真っ暗、もしくは〝おやすみライト〟(P39)を
- □ 雑音や生活音が気になるなら、〝ぐっすりノイズ〟(P42)を一晩中オン
- □ 寝室の温度は大人が肌寒く感じる程度
- □ 寝室の湿度は40～60%を目安に
- □ 寝るときの服装は着せすぎに注意
- □ 布団やベッドは十分に安全を考える
- □ 寝ついた時と起きた時の状況を同じにする

幸福度

- □ ママの心が満たされていて、余裕がある
- □ 子どもの不安が取り除かれている
- □ 純粋な1対1の親子の触れ合い時間をとっている

ルーティン

- □ 〝ねんねルーティン〟を行っている
- □ ルールにのっとり、甘やかしすぎていない

Column 2

睡眠のエキスパート 西野精治先生

科学が教える ねんねの秘密

～環境編～

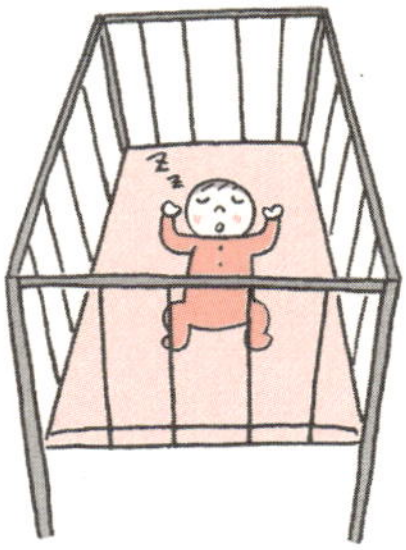

Q ぐっすりノイズは、聴覚に影響ない？

A 静かな音なので心配ナシ。つけっぱなしがおすすめです

赤ちゃんは寝たときと夜中に起きたときの環境が異なると不安になるため、ノイズは鳴らし続けるほうがベター。ここでいう音は50～60デシベルで静かな事務所にいる程度の大きさ。聴覚への影響は心配ありません。一般的には90デシベル以上の音を聞き続けると難聴になる可能性があるといわれています。

Q 昼寝は暗い部屋でしたほうがイイ？

A 浅い睡眠時は外の環境を感知するため暗くして

睡眠は脳によって自発的に生じることがわかっていますが、やはり外の環境が睡眠に大きな影響を与えるのも事実です。睡眠中は「感覚遮断」といって視覚や聴覚、知覚が働きませんが、浅い睡眠のときだけは、ある程度、外部環境を感知。従って、昼寝も夜と同じような環境にしたほうが◎。赤ちゃんだけではなく、夜勤で日中に睡眠をとる大人にもあてはまります。

Q 寝室の温度は低いほうがいいの？

A 適温を心がけ、衣服の着せすぎに注意を

最近では、通年を快適な室温下で過ごすことが、睡眠も含めて健康によいといわれるようになりました。個人差や季節にもよりますが、赤ちゃんには通年で20～22度（大人は通年で22～24度）が最適な睡眠の温度と推奨されており、ちょうどホテルでの温度設定がそれぐらいなので参考にしてみてください。

とくに乳幼児の場合、大人と比べて十分な体温調節ができません。体が小さい割には体表面積が大きく、また皮下脂肪が少ないので熱を失いやすいという特徴があります。また、体重あたりの食事摂取量が多く、運動量も多いため、産みだす熱の量が多いといった大人との違いがあり、暑さ、寒さに対する反応が大人のようにはできません。

当然、新生児や乳幼児は、環境の温度や衣服の着せ方に注意する必要があり、高い外気温や衣服の着すぎによって体に熱がこもることで、睡眠時の乳幼児突然死症候群のリスクにも繋がります。ただ、室温が高いからといって扇風機などで直接、風を赤ちゃんにあてるのは危険。急速に体温が奪われてしまいます。これはお年寄りでも同じこと。注意が必要です。

Z
Z

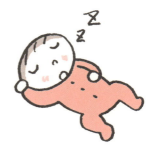

Chapter

3

月齢別ぐっすりスケジュール

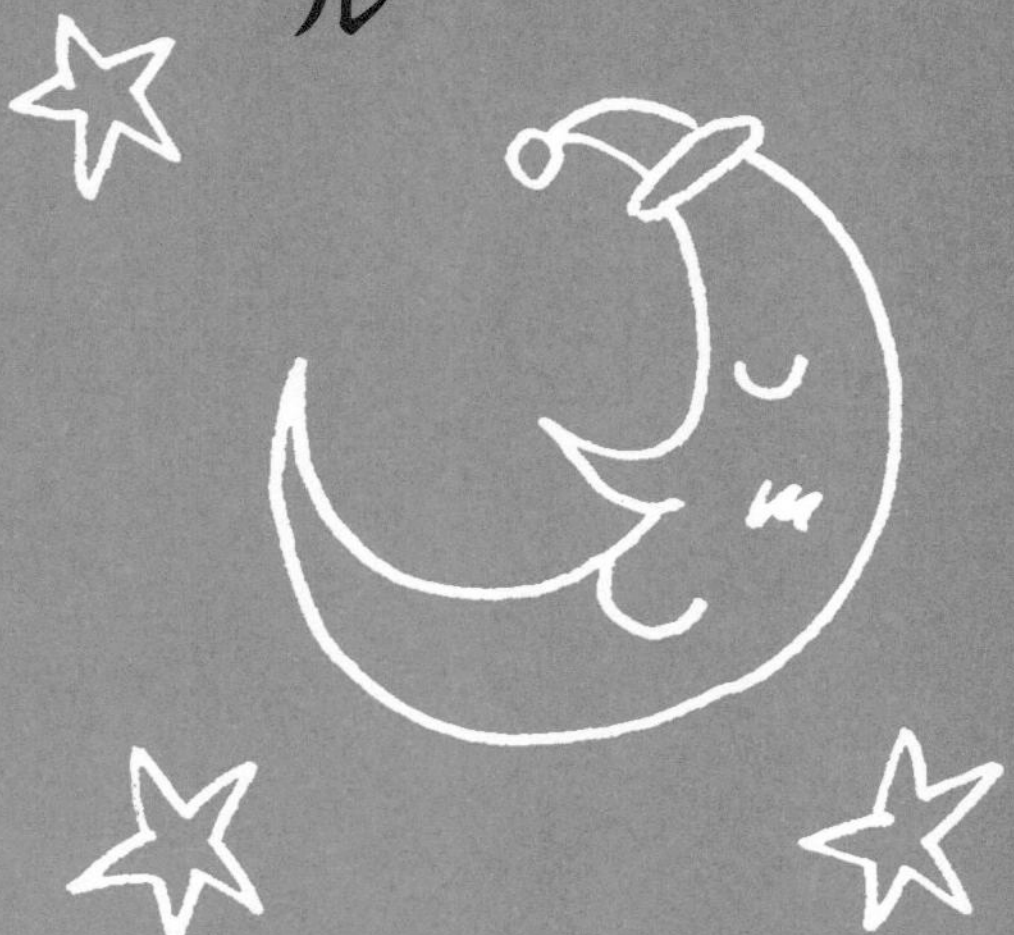

月齢別のぐっすりスケジュールとは？

本章では、子どもの睡眠を整えるうえで大切な、昼寝の回数や睡眠パターン、活動時間を基準に、月齢ごとに、理想的な一日のスケジュールを紹介します。朝、起きたとき、日中などそれぞれのタイミングでおさえておくといいコツもお伝えしています。

まずは、今のお子さんの月齢でチェックしてみてください。**早産で生まれた子どもの場合は、修正月齢で見るようにしましょう。**

ただし、これはあくまでも目安。もちろん多少ズレることもあるので、その場合は、昼寝の回数を目安にし、前後の月齢を参考にしてください。

昼寝のとり方が、夜の睡眠を大きく左右する！

睡眠というと、つい夜のことばかりを気にしがちですが、実は夜のために大切なのが日中の睡眠。適度な日中の睡眠を心がけることは、夜、スムーズな寝かしつけと子どもの良質な睡眠に繋がります。

一日中、寝たり起きたりを繰り返す新生児のころは、日中は生活音のする明るい部屋で寝かせると◎。昼と夜の違いをハッキリとさせて体内時計を整えていきます。昼夜の区別がつき始める3〜4ヵ月頃から、昼寝が夜の睡眠環境と同じになるように、真っ暗な部屋のほうがベターです。

●ワーキングママ対応のスケジュールも用意！

子どもの睡眠スケジュールは、本当ならば19時就寝が理想です。でも、働くママが増えた今、「19時なんて到底、寝かしつけられない」という声もたくさん。睡眠の改善に挫折してしまって当然です。そこで、今回、21時就寝バージョンもご提案。無理のない範囲で参考にしてみてください。

●セルフねんねの種

この本の大きな特徴とも言えるのが、このひとりで寝つく＝セルフねんねの種。今は添い寝で寝かしつけをしていても、ゆくゆくはひとりですんなり寝つくようにするために、各月齢ごとにやっておくといいことをまとめています。もし、余裕ができたら、チャレンジしてみてください。

0〜3ヵ月　活動と睡眠の特徴

ねんねのタイミング

月齢別の活動時間＝起き続けられる時間を確認します。この時期は活動時間（起き続けられる時間）＝1回の睡眠の長さとなります。

0〜1ヵ月：最長約40分

1〜2ヵ月：約40分〜1時間

2〜3ヵ月：約1時間〜1時間20分

たとえば30分寝たら活動時間は30分、20分寝たら活動時間は20分と考えてください。

ただし、0〜1ヵ月の場合、最長の活動時間は約40分なので、1時間寝ても起きてから40分以内に再度寝かしつけることをおすすめします。

睡眠のパターン

・6〜8週目に夜の睡眠が少しずつ長くなっていきます。

・3ヵ月の場合、46％の赤ちゃんが夜起きると言われています。

・日中の睡眠（朝寝、昼寝、夕寝）はまだ確立されていないため、頑張って昼寝を長くしようとしても難しい場合があります。

0〜3ヵ月〜4〜5ヵ月 / 6〜8ヵ月 / 9ヵ月〜1歳2ヵ月 / 1歳3ヵ月〜1歳半 / 1歳半〜3歳 / 4〜5歳

0〜3ヵ月

成長の証にこんなことが起こるかも!?

月齢あるある

たそがれ泣き（別名コリック）

夕方頃に数時間泣き続けます。アメリカでは、最低でも1週間に3回、1日3時間を3週間以上の期間、大声で泣き続けている場合、小児科医が「コリック」と診断することがあります。コリックは生後14〜21日目あたりで始まるとされ、3ヵ月ぐらいをピークに、5ヵ月頃になくなることが多く、10〜20%の赤ちゃんがなると言われています。

●最短の活動時間を目安に寝かしつけをしましょう。

モロー反射

正常な発育段階で、落下の錯覚を感じて体をびくっとさせます。生後から見られ、4ヵ月くらいで消失します。

●モロー反射で起きないよう、全身をぴったりとおくるみでくるんであげること（P54）で、子宮の中にいたときと同じ感覚になり、赤ちゃんは安心します。

●ママの胎内で聞いていた血流音に近い「シィーッ、シィーッ」という声も効果的です。

0〜3ヵ月　寝かしつけのコツとぐっすりスケジュール

- 「睡眠の土台」が整っているかチェック（P29）。
- 夜のねんねルーティンを確立していきましょう。「お風呂→着替え→歌→授乳→消灯」など、毎日続けられるものに。「授乳＝寝る」をやめていきたい場合は、ねんねルーティンを「お風呂→授乳→歌→消灯」にしてもよいでしょう。ベビーマッサージを取り入れても。
- 抱っこやゆらゆら、スイングさせて寝かせる「モーションスリープ」をしている場合は、質のいい睡眠をとらせるために3ヵ月頃から徐々にやめていきましょう。ただし夕寝はとにかく寝かしてあげることを最優先させたいので、モーションスリープでの寝かしつけでも大丈夫です。

この月齢は赤ちゃんによって、活動時間が違うのでスケジュールが立てられません。一例としてご参照ください。
例：2〜3ヵ月
活動時間＝睡眠持続時間80分の場合

活動時間
睡眠時間

母乳　飲みたがるだけあげましょう
ミルク　約3時間おき、8回

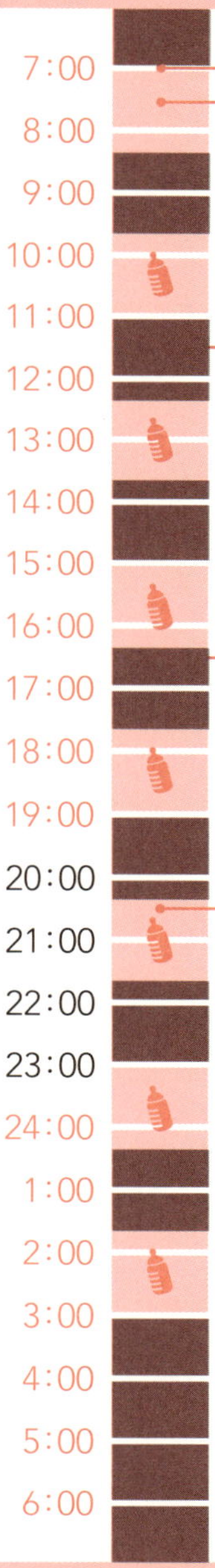

7:00
8:00
9:00
10:00
11:00
12:00
13:00
14:00
15:00
16:00
17:00
18:00
19:00
20:00
21:00
22:00
23:00
24:00
1:00
2:00
3:00
4:00
5:00
6:00

15分程度、朝日を浴びる
／

昼夜の区別がついていない赤ちゃんは、生活音がある明るい部屋で日中の睡眠をさせましょう。昼夜の区別がつくようになったら質のよい睡眠をとるために日中の睡眠も暗い部屋でさせるほうがベターです。

たそがれ泣きがある赤ちゃんや敏感な赤ちゃんは、最短活動時間を目安に寝かしつけてあげましょう。

ねんねルーティン

0〜6週間の赤ちゃんは21：00〜23：00頃に、6週間〜3ヵ月の赤ちゃんは20：00〜23：00頃に寝ればOK。ここからの睡眠が次第に長くなり、夜の睡眠となります。

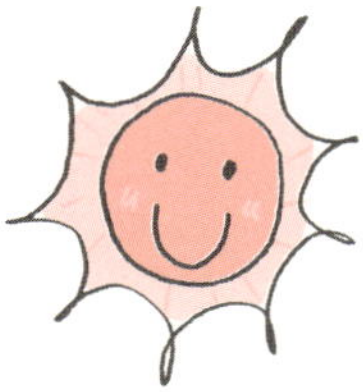

0〜3ヵ月　ねんねのQ&A

Q 寝かしつけのときにギャン泣きが収まりません。なんでこんなにギャン泣きしているのでしょうか？

A 激しい泣きには必ず何か原因があります。基本的なこととしてまず確認していただきたいのは、赤ちゃんの身体的なコンディションです。熱はないか、お腹が空いていないか、オムツ替えが必要ないか、寒くないか、暑くないか、ゲップをしたいのか、などの確認を。また意外なチェックポイントとして、足指などに髪の毛や靴下の糸が絡まっていないかというのもあります。

その他の理由として、活動時間が長すぎて疲れすぎている場合、脳が興奮してしまい激しい泣きにつながります。身体的なコンディションをまず確認し、活動時間を目安に疲れる前に寝かしつけをしてみましょう。

まとめ

- 赤ちゃんの激しい泣きには必ず原因があるので、考えられる要素を一つ一つ細かくチェック
- 活動時間が長すぎるのは激しい泣きにつながります

いずれひとりで寝られるために

セルフねんねの種

・まず夜の睡眠から始めます。疲れすぎていない状態で安全な寝床に置き、見守りましょう。抱っこをしないと寝ない、授乳をしないと寝ないと思っているのは親であり、意外とそのまま寝てしまう子もいます。

生後6～8週目頃から、夜寝かせるときに、完全に寝てしまう前、目が開いている状態で、寝床に置くことを心がけてみてください。泣いたらまず「シィーッ、シィーッ」や「ママ（パパ）はここにいるよ」と優しく声かけを。それでも落ち着かない場合は、トントンをしてみましょう。もし、泣きが激しくなったら抱っこをして、泣きが落ち着いたらまた置いてみましょう。

・起床後、最初の朝寝はセルフねんね成功率が高いので、最短の活動時間を目安に寝床に置いて、見守ってみましょう。

4〜5ヵ月　活動と睡眠の特徴

ねんねのタイミング

月齢別の活動時間＝起き続けられる時間を確認します。この時期は活動時間（起き続けられる時間）＝1回の睡眠の長さとなります。

4〜5ヵ月：約1時間20分〜1時間30分

たとえば1時間30分寝たら、活動時間は1時間30分と考えてください。もし1時間30分以上寝ても起きてから1時間30分以内に再度寝かしつけることをおすすめします。あくびやぐずりを見せなくても起きてから1時間20分ほど経ったら寝かしつけを開始しましょう。決まったスケジュールに沿うより、起床時刻から活動時間を目安に次の睡眠を計算したほうが、うまく寝かしつけられる確率が上がります。

睡眠のパターン

日中の睡眠は3〜4回、合計4〜5時間

午前中はだいたい毎日同じ時間に寝るようになり、朝寝が確立します。朝寝は活動時間を目安に寝かしつけをしてみましょう。抱っこやトントンもせず、一度寝床に置いて様子を見るだけでそのまま寝てくれる子もいます。

夜の睡眠では、生後4ヵ月には約50％の赤ちゃんが夜通し寝られるようになります。

4～5ヵ月

成長の証にこんなことが起こるかも!?

月齢あるある

4ヵ月の睡眠退行

今までよく寝ていた子が、いきなり夜中に何度も起きたり、昼寝が短くなったり、寝つきが悪くなったりします。赤ちゃんの五感が一気に敏感になり、この成長が睡眠退行を引き起こします。睡眠サイクルが確立していく段階で、「睡眠の土台」が整っていなかったりすると、その変化にうまく対応できず起きてしまうことがあります。

●「睡眠の土台」を整えましょう（P29）。

●さらに、活動時間を意識して寝かしつけを。起きている時間が長すぎると疲れすぎてしまい寝つきが悪くなったり、すぐ起きてしまったり、夜泣きが始まることがあります。

●目が覚めたときに、寝ついたときと違った環境だと「寝たときと違う！ なんで!?」と不安になり、泣いて起きてしまいます。なので、寝入ったときと同じ環境を保ってあげることがとても大切です。

寝返りをしてうつ伏せになってしまう

●深い睡眠になる、寝ついて15～20分後に仰向けにしてあげましょう。寝返りから戻れるように日中に練習をするのもよいでしょう。

添い乳を始める

産後の疲れもピークになってくる時期です。この時期、ママ自身も寝不足で添い乳を始めてしまう方が多くいらっしゃいます。添い乳は悪いわけではないので無理にやめなくても大丈夫です。安全な睡眠環境は必ずキープしてください。ただし、添い乳をしていると今後頻繁に夜中に起きる可能性は高くなることがあります。

●添い乳をしている場合、吸う力が弱くなってきたら、おっぱいを口から外してみましょう（プルオフメソッドP140）。

4～5カ月　寝かしつけのコツとぐっすりスケジュール

- 「睡眠の土台」が整っているかチェック（P29）。

- 毎日同じねんねルーティンを行ってください。お風呂から上がって寝るまでの時間が45分間ぐらいで終わるようにしましょう。ねんねルーティンを「お風呂→着がえ→授乳→絵本→ぐっすりノイズをオン→消灯」など毎日続けられるものに。ベビーマッサージや歌を取り入れてもよいでしょう。

- この時期から、抱っこや添い乳をしているとクセになりやすいので、寝かしつけ時は完全に寝入る前の目が開いている状態で寝床に置くことが重要になってきます。その際、寝床に置いて泣く子に対しては、「シィーッ、シィーッ」（P45）と声かけをしてあやしましょう。

- 日中の睡眠は毎回、睡眠環境（P33）が整った部屋で寝かすのは難しいと思うので、①朝寝、②昼寝の優先順位で睡眠環境の整った部屋で寝かせることを心がけてみましょう。

この月齢は赤ちゃんによって、活動時間が違うのでスケジュールが立てられません。一例としてご参照ください。
例：4～5ヵ月
活動時間＝睡眠持続時間90分の場合

活動時間
睡眠時間

母乳　5～8回
ミルク　約4時間おき、5～6回

20:00～22:00頃に寝ればOK

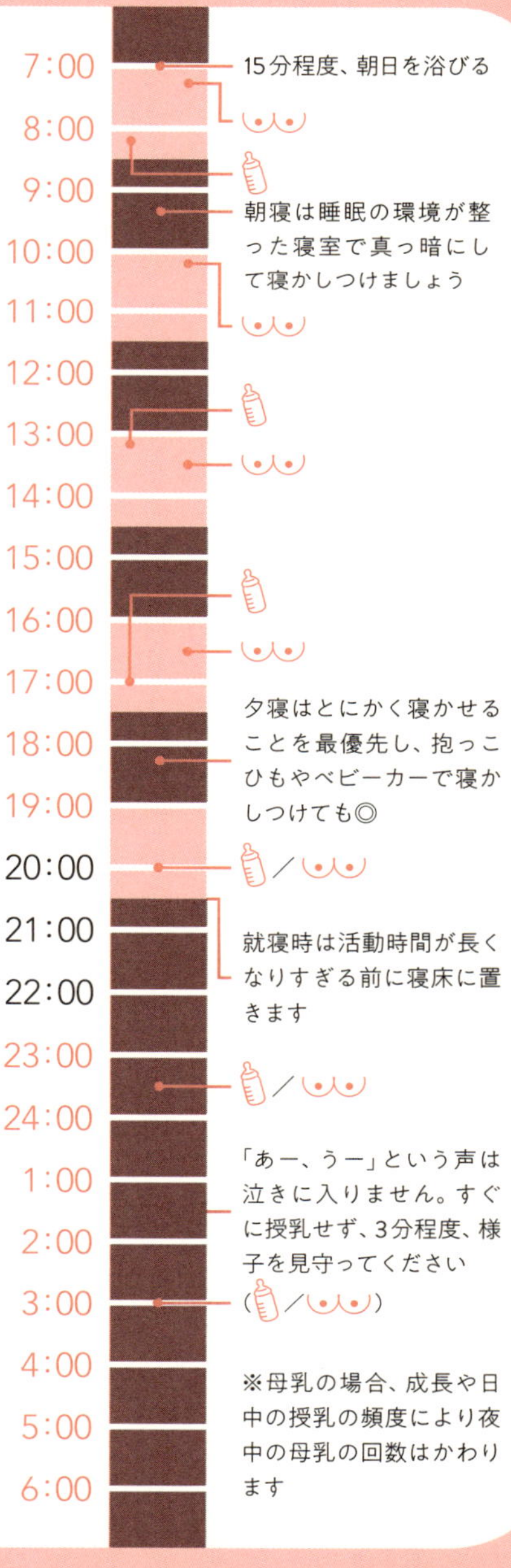

7:00
15分程度、朝日を浴びる
8:00
9:00
朝寝は睡眠の環境が整った寝室で真っ暗にして寝かしつけましょう
10:00
11:00
12:00
13:00
14:00
15:00
16:00
17:00
夕寝はとにかく寝かせることを最優先し、抱っこひもやベビーカーで寝かしつけても◎
18:00
19:00
20:00
／
21:00
就寝時は活動時間が長くなりすぎる前に寝床に置きます
22:00
23:00
／
24:00
1:00
「あー、うー」という声は泣きに入りません。すぐに授乳せず、3分程度、様子を見守ってください
（／）
2:00
3:00
4:00
※母乳の場合、成長や日中の授乳の頻度により夜中の母乳の回数はかわります
5:00
6:00

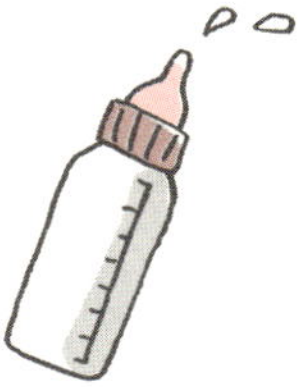

0～3ヵ月
4～5ヵ月
6～8ヵ月
9ヵ月～1歳2ヵ月
1歳3ヵ月～1歳半
1歳半～3歳
4～5歳

4～5ヵ月　ねんねのQ&A

Q　なかなか寝なくて寝かしつけが大変です。

A　まず、活動時間を確認します。たとえば4ヵ月の場合、起床から約1時間30分ぐらいで眠くなっていると思います。朝寝は起床後約1時間10分で寝かしつけを始めます。寝る前は激しい遊びは控え、絵本を読んだり毎日同じルーティンを繰り返してみてください。赤ちゃんは次に何が起こるのかわかると安心します。日中のねんねルーティンは夜のねんねルーティンの短いバージョンを試してみましょう。（夜「お風呂→着がえ→授乳→絵本→ぐっすりノイズをオン→消灯」⇒昼「授乳→歌→ぐっすりノイズをオン→消灯」）

活動時間が長すぎると、赤ちゃんは興奮してしまうことがあります（P24）。そうすると親は、「まだ元気だわ！」と勘違いしてしまうのですが、実はそれは疲れすぎている兆候です。その様子が見られる場合は、もう少し早く寝かしつけてみましょう。また、「睡眠環境」（P33）が整っているかの確認もしてください。

まとめ

- 次に何が起こるのか、赤ちゃんがわかるねんねルーティンの確立を。昼は夜の短いバージョンで。
- 興奮していたら、それは元気の印ではなく、疲れすぎです。疲れる前に寝かしつけを。

0〜3カ月
4〜5カ月
6〜8カ月
9カ月〜1歳2カ月
1歳3カ月〜1歳半
1歳半〜3歳
4〜5歳

いずれひとりで寝られるために

セルフねんねの種

・夕寝から就寝までの活動時間をきちんと見て、就寝時は活動時間が長くなりすぎる前に起きている状態で、寝床に置いてみましょう。そして添い寝をするのではなく、子どもの寝床のかたわらで座って見守ります。布団の場合は隣に座ってみましょう。
泣いたら、①「ママ(パパ)はここにいるよ」と声かけをします。

それでも泣き続けたら、②トントンをしましょう。

それでも落ち着かず激しく泣いたら抱っこをしましょう。抱っこで落ち着いたらまた寝床に置きましょう。

これを繰り返します。①の声かけは泣いている場合のみ。「あー、うー」という声は泣きに入りません。

・日中の睡眠については1日に1回、上記の手順でセルフねんねできるように心がけましょう。おすすめは成功しやすい、朝寝です。

6～8ヵ月　活動と睡眠の特徴

ねんねのタイミング

月齢別の活動時間＝起き続けられる時間を確認します。

約2時間～2時間30分

日中のスケジュールを把握し、疲れすぎないように注意しましょう。朝寝は起床後2時間以内には寝かしつけを始めましょう。この時期は活動量が重要になります。多くの赤ちゃんは、しっかりと動けるようになるため運動量が増します。起きているときに活発に活動した場合、10分ほど早めに寝かしつけを始めるなど、時間を調整します。

睡眠のパターン

日中の睡眠が朝寝・昼寝・夕寝の3回に

ただし個人差はあり、6ヵ月で2回で大丈夫な子、7ヵ月でやっと3回になる子もいます。

夜8時間以上続けて寝てくれるようになるのもこの時期からです。

6~8ヵ月

成長の証にこんなことが起こるかも!?

月齢あるある

ずりばい/ハイハイ/つかまり立ち

活動が活発になります。夜中に起きて、ベビーベッドの柵につかまり立ちし始める子もいます。寝床は安全な「睡眠環境」をつくることを最優先しましょう(P56)。

8ヵ月の睡眠退行

今までよく寝ていた子がいきなり寝つきが悪くなったり、夜泣きをしだしたりします。この時期の睡眠退行のほとんどが脳の発達や成長の不均衡により起こります。夜中いきなり立ち上がる練習をしたり、脳が活発になり、なかなか寝てくれない状況が続きます。

一般的には8ヵ月後半~9ヵ月頃に日中の睡眠が3回から2回に移行するため、この期間に睡眠が乱れることがあります。

●焦らず、状況を把握しましょう。日中の睡眠が十分にとれていない日は夜早めに寝かせたり、夜頻繁に起きた日は翌日の日中に十分な睡眠がとれるような環境をつくってあげ、スケジュールを調整して子どものニーズに応えてあげましょう。

乳歯の生えはじめが睡眠の邪魔を

一般的には6~9ヵ月の間に乳歯が生えはじめます。歯が生えてきている場合、夜中に不快で起きてしまうことがあります。

●安全な歯固めをあげたり、歯茎をきれいな指でマッサージしてあげましょう。冷たい歯固めを好む赤ちゃんもいますので、凍らしても大丈夫な歯固めを試してもよいでしょう。

6〜8カ月 寝かしつけのコツとぐっすりスケジュール

- 「睡眠の土台」が整っているかチェック（P29）。
- 毎日同じ寝かしつけルーティンを行いましょう。たとえば「お風呂→着替え→授乳→歯みがき→絵本→ぐっすりノイズをオン→消灯」。ルーティンの中に、ベビーマッサージや歌を取り入れてもよいでしょう。
- 赤ちゃんは何度か繰り返しているうちに、泣いたら親が来てくれると理解しはじめます。毎回すぐに反応しているとゲームになってしまうことがあるので、「睡眠の土台」がきちんと整っている場合は、すぐに反応せず、最初の3分は様子を見るようにしましょう。
- まだ夜連続して眠れない場合、抱っこや添い乳が寝かしつけ時のクセとなっていたらねんねルーティンの最後にならないようにしましょう。
- 朝寝は少し早めに準備して、起床から2時間以内に寝かしつけを。
- 日中に活発に活動し、疲れているかもと思ったときは、10分早めの寝かしつけを心がけて。
- 活動が活発になります。安全な睡眠環境＝寝床をつくることを最優先。
- 夜中に立ち上がったら、自力で横になることも習得してほしいので、一度は横にしてあげて、そのあとは見守りましょう。

8ヵ月のスケジュール

活動時間
睡眠時間

母乳 5~8回
ミルク 5回
離乳食 2回

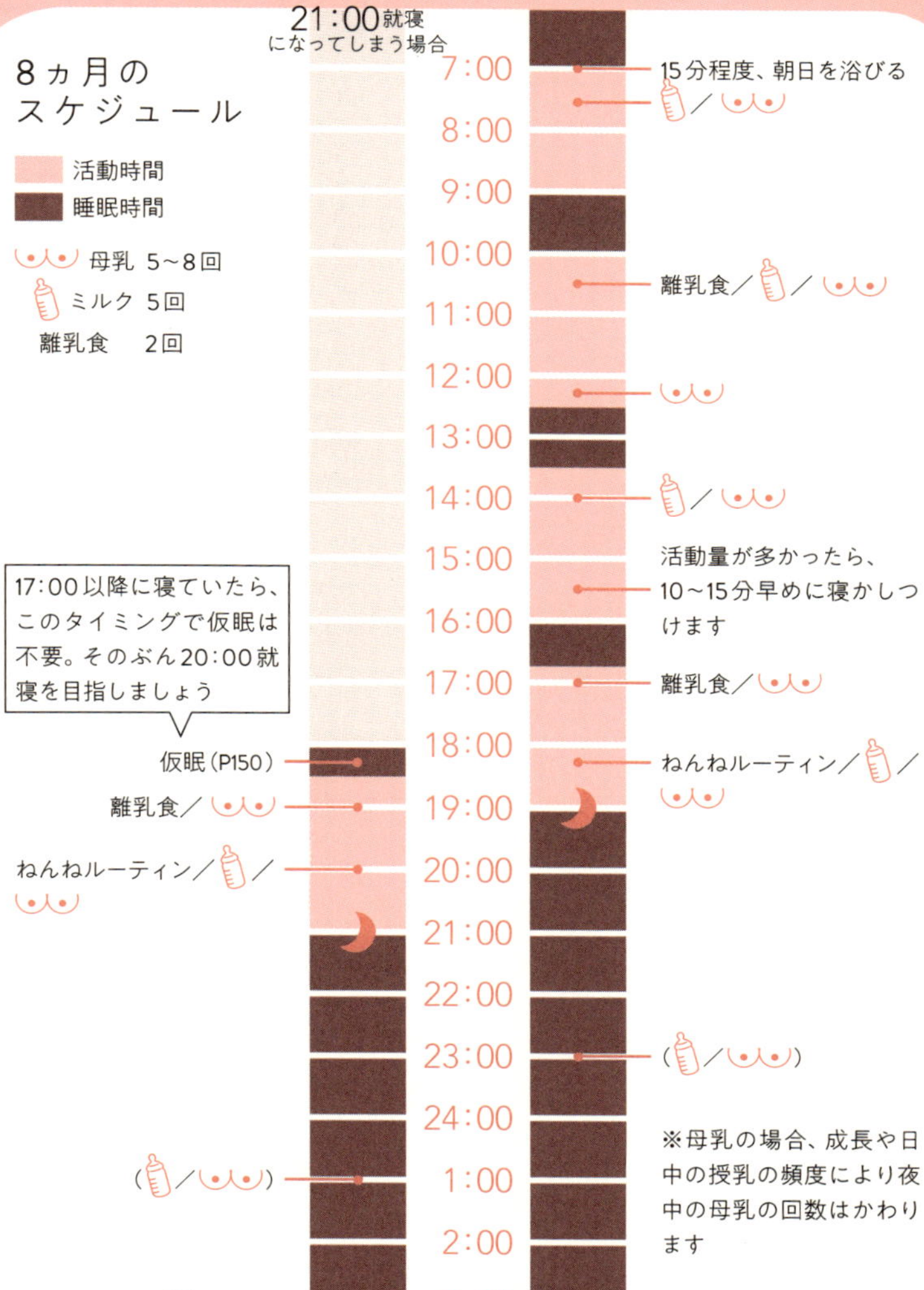

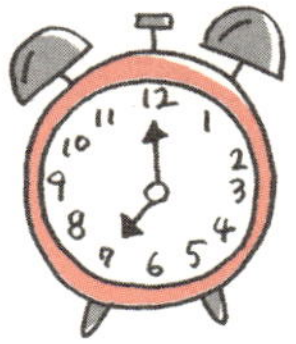

6〜8カ月　ねんねのQ&A

Q 夜の寝かしつけと夜中起きたときに、抱っこして歩かないと寝てくれないのですが、どうすればよいでしょうか？

A 最初に「睡眠の土台」（P29）がきちんと整っているかを確認しましょう。そのうえで、寝かしつけの際は家中を歩き回るのではなく、お子さんが寝る部屋内にとどめましょう。これをすることで、寝室＝寝る部屋ということを理解しはじめます。

抱っこして歩き回る時間を減らしていきましょう。たとえば30分歩いていた場合は、20分に短縮し、2〜3日続けます。その後15分にして2〜3日続け、徐々に減らしていきます。

眠そうにしているけど完全に寝落ちしていないまま、目が開いている状態で寝床に置きます。いつもと違うことをしているので泣く子もいると思います。泣いたら隣に座り、「ねんねの時間だよ、大丈夫だよ」と短いフレーズを優しく伝えましょう。それでもダメな場合は体を優しくさすってあげたり、トントンをしてあげましょう。横になったら体を少しゆすってあげると落ち着く子もいます。就寝時の寝かしつけが改善されてきたら、夜中起きたときも同じように対応しましょう。寝かしつけ方法を変えることで、夜中に何度も起きてしまう状況がかなり改善されます。

まとめ

- 寝かしつけのための抱っこ歩きは寝室内にとどめる
- 毎日少しずつ抱っこ歩きの時間を短くしていく
- 完全に眠る前の目が開いている状態で寝床に置く
- 泣いたら、寝床に置いたまま優しく声かけやトントンを

いずれひとりで寝られるために

セルフねんねの種

・夜中に起きて、ベビーベッドの柵につかまり立ちしはじめる子もいます。そのときは、一度は横にしてあげて、その後は立ち上がっても手はださずに見守りましょう。

・起きている状態で赤ちゃんを寝床に置いてみましょう。いつもと違うのでおそらく泣きます。泣いたら3分様子を見て「シィーッ、シィーッ」や「大丈夫だよ、ママ(パパ)はここにいるよ」と短いフレーズで声かけを。それでも泣いている場合は体をさすったり、トントンをしましょう。泣きが落ち着きはじめたらトントンをやめ、クセにならないようにします。激しく泣く場合は抱っこしてもよいですが、落ち着いたらもう一度寝床に置いてみましょう。抱っこは寝かせるためではなく、落ち着かせるためだけにしましょう。

・寝かしつけのときに隣で寝たふりをしている場合はやめて、隣に黙って座り、寝るまで見守ってみましょう。座りながら目を閉じるのもよいです。多くの場合は親自身が横になって寝たふりをしないと子どもも寝てくれないと思い込んでいるだけです。ポイントは目を合わせない、にこりともしないで、子どもがつまらないと感じるように。最初は時間がかかるかもしれませんが数日続けて頑張ることで、寝かしつけが前進し、今後が変わってきます。

9ヵ月〜1歳2ヵ月　活動と睡眠の特徴

ねんねのタイミング

月齢別の活動時間＝起き続けられる時間を確認します。

9ヵ月：約2時間30分〜3時間

10ヵ月〜1歳2ヵ月：約3時間30分〜4時間

睡眠のパターン

朝寝・昼寝の2回

9〜11ヵ月の朝寝は1.5時間以上、1歳以降の朝寝は1時間以上にならないようにしましょう。朝寝から起床して約3時間後には昼寝をしている状態が理想です。4時間を超えてしまうと疲れすぎてしまい寝つきが悪くなったり、逆に興奮しすぎてしまいます。夜の睡眠は夜通し寝てくれるようになってきます。しかし、寝かしつけ時に添い乳などのクセがある場合は夜中に親の助けが必要になることがあります。

9ヵ月〜1歳2ヵ月

成長の証にこんなことが起こるかも!?

月齢あるある

睡眠退行

11ヵ月後半から1歳頃になると、いきなり昼寝をしなくなったり、朝寝・昼寝を各45分ずつしか寝なくなったりすることがあります。

●多くの親はこの変化を1回の昼寝に移行する時期だと勘違いして無理やりスケジュールを変更してしまいます。その結果、就寝までの活動時間が長くなってしまい、疲れすぎて寝ぐずりが激しくなったり、夜泣きがひどくなったり、癇癪を頻繁に起こすようになってしまいます。その様子が見られたら、朝寝・昼寝の2回に戻してみましょう。1回の昼寝にするのは焦らず、子どもをよく観察してからにしましょう。

9ヵ月〜1歳2ヵ月 寝かしつけのコツとぐっすりスケジュール

- 「睡眠の土台」が整っているかチェック（P29）。
- 毎日同じねんねルーティンを行ってください。たとえば「お風呂→着替え→（授乳→）歯磨き→絵本→ぐっすりノイズをオン→大好きだよのハグ→消灯」。ルーティンの中に、ベビーマッサージや歌を取り入れてもよいでしょう。
- 赤ちゃんは何度か繰り返しているうちに、泣いたら親が来てくれると理解しはじめます。毎回すぐに反応しているとゲームになってしまうことがあるので、「睡眠の土台」がきちんと整っている場合は、すぐに反応せず、最初の3分は様子を見るようにしましょう。
- 9ヵ月頃は起床後、約2時間30分、10ヵ月頃からは約3時間、1歳2ヵ月頃は約3時間半を目安に早めに朝寝をさせましょう。
- 昼寝をしてくれない場合は、朝寝後に軽く散歩に出かけたり、昼寝の前に少しゆっくりする時間をつくってみましょう。
- 通園する保育園のスケジュールで1歳で1回の昼寝になってしまう場合、お子さんにぐずりがなければ1回でもよいでしょう

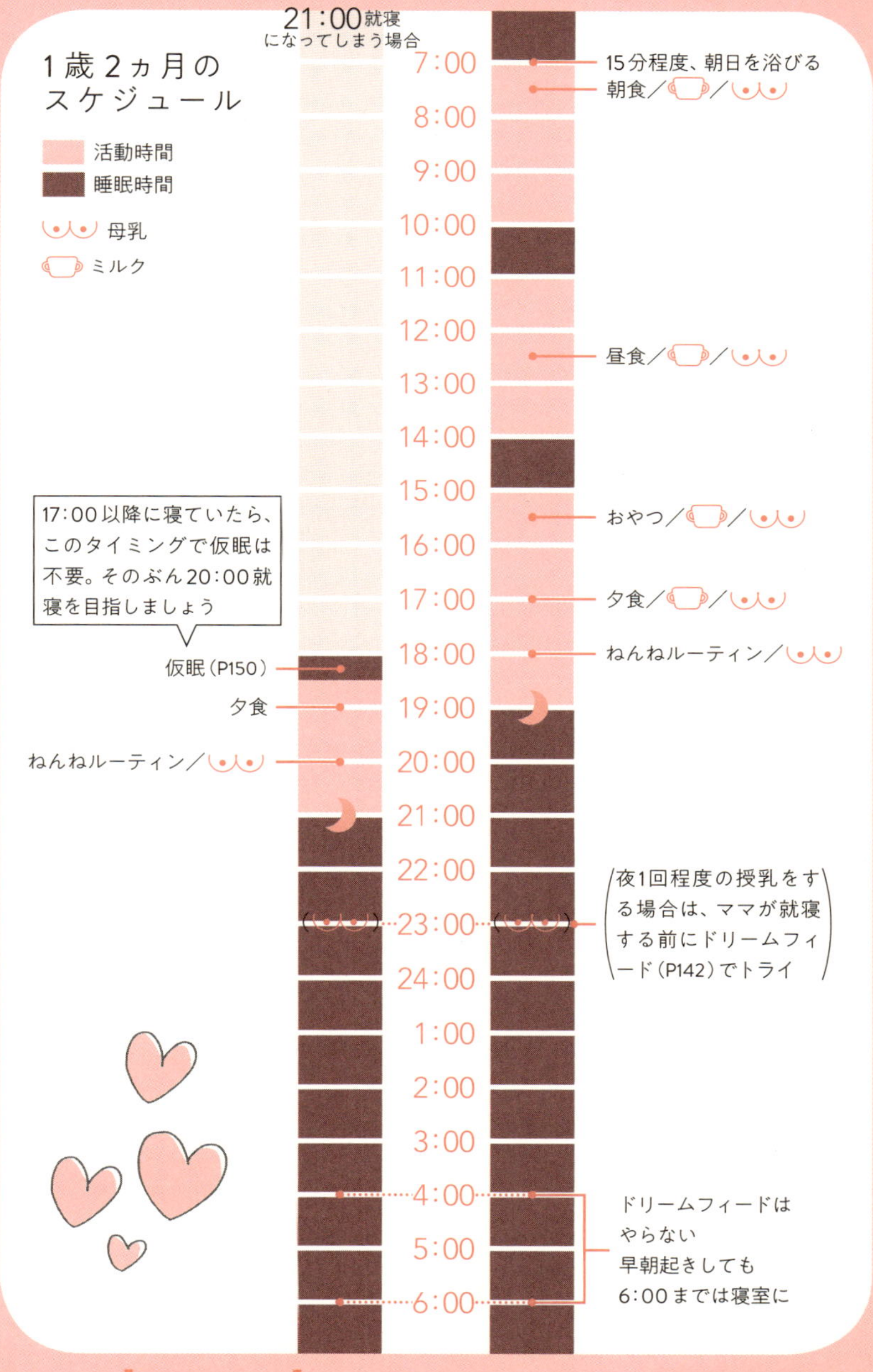

0~3ヵ月　4~5ヵ月　6~8ヵ月　9ヵ月~1歳2ヵ月　1歳3ヵ月~1歳半　1歳半~3歳　4~5歳

9カ月〜1歳2カ月　ねんねのQ&A

Q　添い寝・添い乳をしていて、夜中1時間おきに起きます。もう疲れの限界です。どうすればよいでしょうか？ 一人で寝てほしいです。

A　まずお子さんの睡眠改善をしていく中で、最も大切な「睡眠の土台」（P29）を確認します。

成長は順調か、風邪などはひいていないか、活動時間を目安に寝かしつけをしているか、睡眠環境は整っているか、保育園に通っている場合は保育園の環境や出来事に何か変化はなかったか、ママ（パパ）との1対1の時間をとっているか（P75）、ママ（パパ）自身の心が満たされているかを十分確認し、「睡眠の土台」を整えます。

そのうえで改善パターンは2つ。

①添い寝・添い乳を同時にやめ、セルフねんねへ

母乳育児の場合、乳腺炎になってしまうことがあるので、ママのおっぱいの状態を見ながら、夜中の授乳時間（1回または2回）を決め、ドリームフィード（P142）を取り入れながら、添い乳をやめていきます。そのうえで、ねんねトレーニング（P165）を同時に行います。一気にやめるため、②に比べて早くセルフねんねを習得します。

②添い乳をやめてから、添い寝をやめてセルフねんねへ

添い乳のやめ方は①と一緒です。完全に添い乳の習慣がなくなってから、添い寝をやめ、その後ねんねトレーニングを行います。

まとめ

- 睡眠トラブルがひどいときほど、「睡眠の土台」を今一度チェック
- 添い乳をやめるときは、ドリームフィードを取り入れてみて

いずれひとりで寝られるために

セルフねんねの種

・この時期にまだ夜通し寝ていない場合、その原因となる寝かしつけ時のクセがある可能性が。たとえば、授乳で寝かしつけ、抱っこで寝かしつけ、添い乳で寝かしつけ、手を繋いだり、親のどこかを触れさせたりしながら寝かしつけをすることなどが挙げられます。それらをねんねルーティンの最後にしないことで、睡眠時のクセを少しずつやめていきます。

・月齢的にはねんねトレーニングを実践してもよいでしょう(P165)。ただし、ねんねトレーニングは最終手段。まずは「睡眠の土台」のチェック(P29)を。

1歳3カ月〜1歳半　活動と睡眠の特徴

ねんねのタイミング

月齢別の活動時間＝起き続けられる時間を確認します。

日中の睡眠が昼寝1回の場合

起床後〜昼寝：約5時間、
昼寝後〜就寝：約6時間

日中の睡眠が朝寝・昼寝2回の場合

起床後〜朝寝：約3時間半、
朝寝後〜昼寝：約4時間、
昼寝後〜就寝：約4時間

睡眠のパターン

昼寝が2回の子がいれば、1回でも大丈夫な子もいます。朝寝・昼寝の2回から1回への移行のサインとして、寝かしつけの際に遊んでしまう、寝てもすぐ起きてしまう、朝から車やベビーカーで出かけても寝ることがない、朝寝をしなくても昼寝までずっと機嫌がいい、朝寝はちゃんとするけど、昼寝は抵抗して寝ないなどが挙げられます。

一般的には夜は10〜11時間通して寝るようになります。

1歳3ヵ月〜1歳半

成長の証にこんなことが起こるかも!?

月齢あるある

1歳半の睡眠退行

1歳半の睡眠退行は子どもの体の成長と共に自立心に関係が。1歳半は自分の意志をきちんともった幼児です。

●子どもが昼寝を拒否すると昼寝自体をなくしてしまうママ（パパ）がいます。子どもは3〜4歳ぐらいまで昼寝が必要ですので、1歳半で昼寝をなくすことはやめましょう。ただし個人差があり、5歳でも昼寝が必要な子もいます。

分離不安

一般的には10ヵ月から1歳半ぐらいがピークに。3歳頃まで続く子もいます。ママがいないと昼寝をしなかったり、夜中起きたときにママがいないと、不安になって泣くこともあります。

●昼寝ができたら、できたよシール表に好きなシールを貼ったり、好きなブランケットやぬいぐるみを与えたりしてご褒美を。ねんねルーティンを確立して、次に起こることを察知させ安心させましょう。

親とのかけひき

1歳半になると子どもはいろいろと親を試してきます。

●親がきちんとした意志をもち、譲れない一線をつくりましょう。日中の育児方法が気づかぬうちに夜にも影響してきます。たとえば、日中に「お菓子が食べたい！」とゴネている子に最初は「ダメだよ」と伝えても、泣き叫んでいる場合、根負けしてあげてしまうと、泣き続ければ自分が望んでいるものをママはくれると思い、夜の睡眠の際にも、全力で泣き叫ぶようになってしまいます。

1歳3ヵ月〜1歳半 寝かしつけのコツとぐっすりスケジュール

- 「睡眠の土台」が整っているかチェック（P29）。
- 毎日同じねんねルーティンを行ってください。たとえば「お風呂→着替え→（授乳→）歯磨き→絵本→ぐっすりノイズをオン→大好きだよのハグ→消灯」。ルーティンの中に、ベビーマッサージや歌を取り入れてもよいでしょう。
- いっそう活発になってきます。疲れすぎる前に寝かしつけをしましょう。
- 夜中にお腹が空いて起きないように夕食では炭水化物とタンパク質が豊富な食事を十分あげましょう。
- 昼寝ができたり夜通し眠ることができたら、できたよシール表やカレンダーに子どもの好きなシールを貼りましょう。
- 暗いのを怖がる場合はおやすみライトを使用してみましょう。
- かけひきをしてくるので、一貫性のあるねんねルーティンを確立しましょう（P78）。
- 寝床のそばにストローつきのマグを置いて、自分で水を飲めるようにするのもいいでしょう。

1歳半のスケジュール
（昼寝1回の場合）

活動時間
睡眠時間
母乳
ミルク

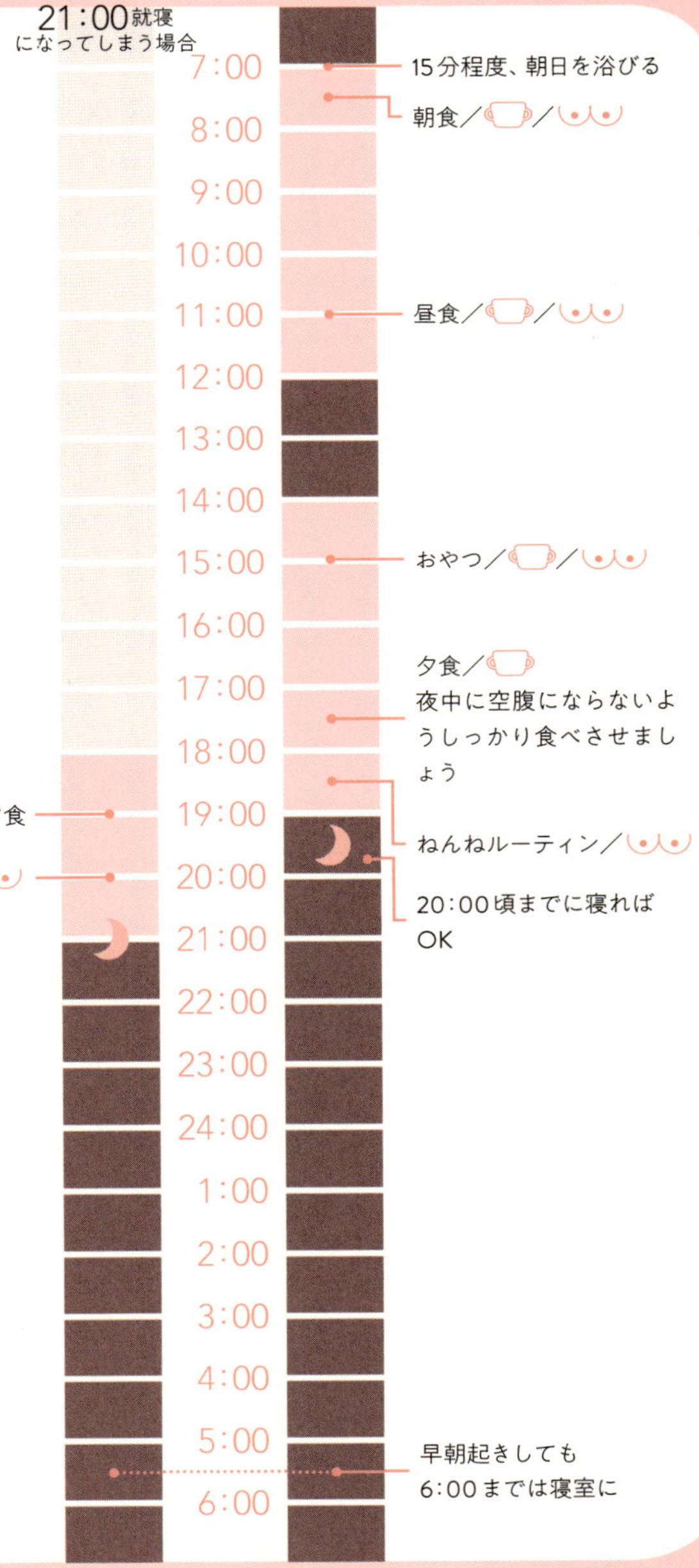

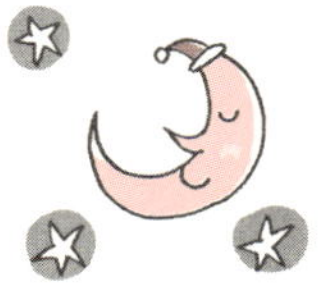

1歳3カ月～1歳半　ねんねのQ&A

Q　夜中に2～3回、多いときは4回、起きます。私も疲れているので、早く寝かせようと、おっぱいをあげてしまいます。夜間断乳したいと思っているのですが、どうすればよいでしょうか？

A　夜間に断乳をする際は「睡眠の土台」の中でとくに、幸福度(P64)の確立を大切に。お子さんと日中1対1の時間を十分にとり、触れ合いを意識してみましょう。
夜間の断乳はママのやめたいという強い意志が大切です。その場合、夜中の対応はパパにお願いできたら頼むとよいでしょう。パパだと諦めてすぐ寝てくれるようになるケースもあります。もしママが対応する場合、最初の数日は疲れると思いますので、ママが日中仮眠がとれる、余裕のある時期に始めるのがよいでしょう。この月齢ですと、1週間ぐらいでなんらかの効果が出てくると思います。

夜中起きたら、おっぱいはあげず、「大丈夫だよ、ママ(パパ)はここにいるよ」と優しく声をかけ、トントンであやしましょう。おっぱいがすぐ出ないように、Tシャツを重ね着するなどして工夫しましょう。一貫性をもって続けることがとにかく大切です。昨日は頑張れたけど、今日は疲れてるからとおっぱいをあげてしまうと子どもは混乱してしまい、不安になったり、泣いたらおっぱいをくれるかもと思ってしまいます。

夜間授乳でおっぱいのコンディションが心配な場合はドリームフィード(P142)を試しましょう。

まとめ

- 夜間の断乳を決行するときには、とくに土台の「幸福度」を大切に
- 覚悟をもって揺らぐことなく、一貫性をもつことが鍵

いずれひとりで寝られるために

セルフねんねの種

・この時期にまだ夜通し寝ていない場合、その原因となる寝かしつけ時のクセがある可能性が。例えば、授乳で寝かしつけ、抱っこで寝かしつけ、添い乳で寝かしつけなどが挙げられます。それらをねんねルーティンの最後にしないことで、睡眠時のクセを少しずつやめていきます。

・授乳や抱っこ、添い乳をやめ、完全に目が開いている状態で、ベッドに置くことが大切です。置いた際に泣いてしまったら、隣に座り、まず「大丈夫だよ、ママ（パパ）はここにいるよ」と優しく声をかけ、必要な場合はトントンを。その後、会話はせず、声かけは最小限にします。トントンもクセになるので寝つくまでは続けないようにしましょう。

・睡眠の土台が整っていたらねんねトレーニング（P165）を行ってもよいでしょう。

1歳半～3歳　活動と睡眠の特徴

1日の必要睡眠時間	11～14時間
睡眠のパターン	1歳半～2歳：昼寝1回2時間 昼寝は15:00以降はNG。できれば14:30までにすませる。 2～3歳：昼寝1回1～2時間 昼寝は14:30以降はNG。 一般的に夜は10～11時間通して寝るようになります。

1歳半〜3歳

成長の証にこんなことが起こるかも!?

月齢あるある

ベビーベッドから自力で脱出

●ベビーベッドをよじ登ってしまう子には、足が出ないスリーパーを着せたり、長いシャツを着せたりするのがおすすめです。ベビーベッド内に大きなぬいぐるみやクッションが入っている場合、踏み台として使ってしまうことがありますので、入れないようにしましょう。ベビーベッド内に朝までいることができたら好きなシールをできたよシール表に貼ったり、その日の洋服に貼って一日過ごしてもよいでしょう。キッズベッドに移行する場合は、部屋を安全な「睡眠環境」にしましょう（P56）。

暗いのが怖い・お化けが怖い

2歳前後になると想像力が増し「暗いのが怖い・お化けが怖い」と言ってくる子が多くいます。

●怖いという感情を理解してあげましょう。そして、足元につけるおやすみライトを使用したり、日中部屋を暗くして懐中電灯で遊んでみたり、好きなぬいぐるみを選んでもらい、それがあれば「大丈夫だよ」と伝えてみましょう。絵本などを通して、暗くても大丈夫なことを伝えていくのもおすすめです。

多くの要求をしてくる

「水が欲しい」「絵本をもう1冊！」「お腹空いた」と寝る前にいろいろと要望を言ってくることがあります。

●本は3冊と決めたらそれ以上読まないなど境界線をきちんと設定していきましょう。ねんねルーティンチャートを作成して、ひとつずつ一緒に確認していってもよいでしょう。

1歳半〜3歳　寝かしつけのコツとぐっすりスケジュール

- 「睡眠の土台」が整っているかチェック（P29）。
- 毎日同じねんねルーティンを行ってください。たとえば「お風呂→着替え→（授乳→）歯磨き→絵本→ぐっすりノイズをオン→大好きだよのハグ→消灯」。ルーティンの中に、ベビーマッサージや歌を取り入れてもよいでしょう。
- 寝る前に激しい遊びは控えましょう。
- 日中も夜も決めたルールは譲らない。
- ママ（パパ）との1対1の時間を十分とりましょう（P75）。ママ（パパ）の幸福度も忘れずに。
- 好きなぬいぐるみやブランケットと一緒に寝るのもよいでしょう。
- 寝かしつけにてこずっていたり、夜通し寝てくれない場合には、できたよシール表やねんねルーティンチャートを活用するのもよいでしょう。
- 寝床のそばにストローつきのマグを置いて、水を自分で飲めるようにするのもいいでしょう。
- 3歳半くらいで昼寝がなくなってくる子が出てきます。その場合は4〜5歳のスケジュールを参照してみてください。

2～3歳のスケジュール

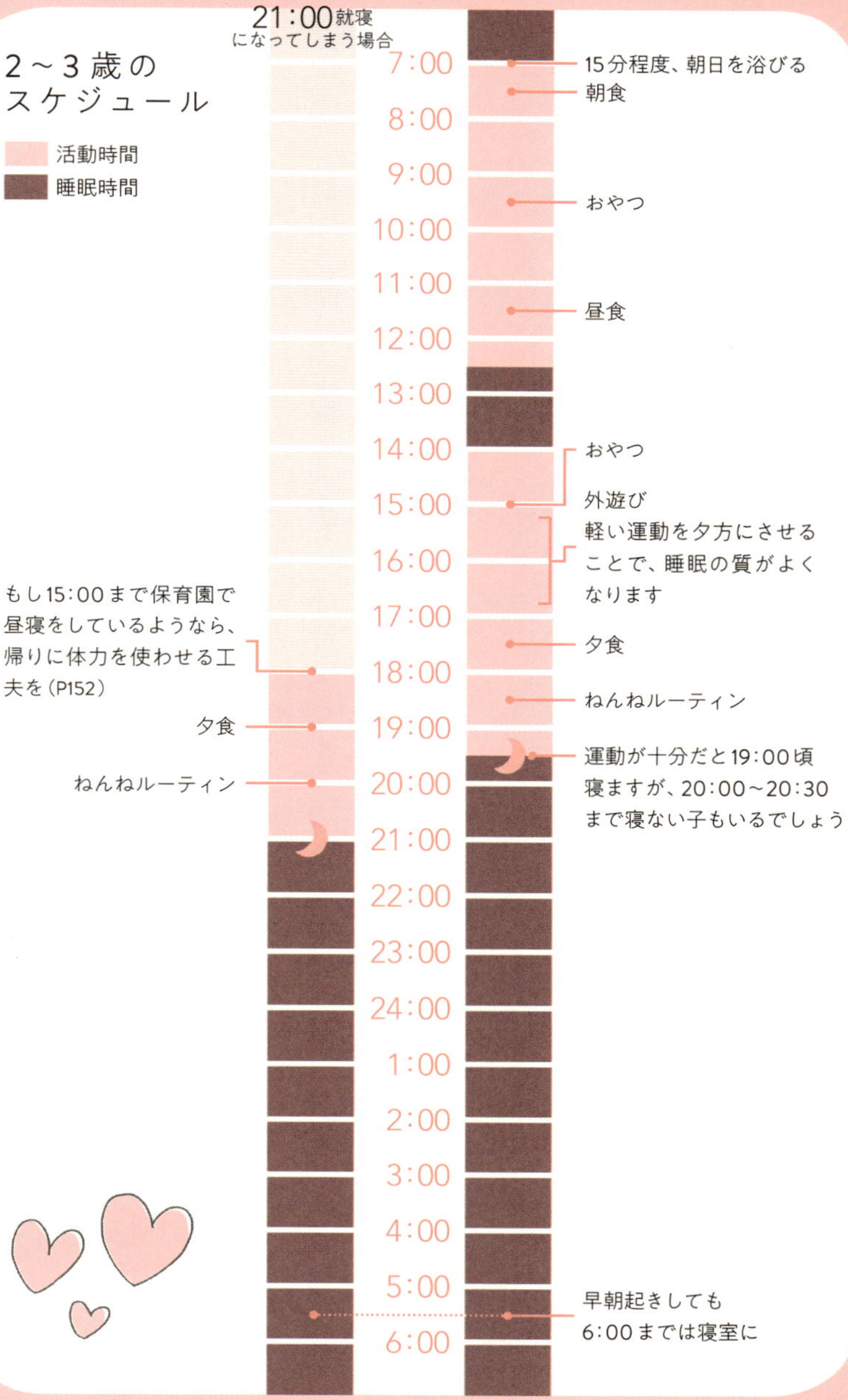
活動時間
睡眠時間
21:00就寝
になってしまう場合
7:00
8:00
9:00
10:00
11:00
12:00
13:00
14:00
15:00
16:00
17:00
18:00
19:00
20:00
21:00
22:00
23:00
24:00
1:00
2:00
3:00
4:00
5:00
6:00
15分程度、朝日を浴びる
朝食
おやつ
昼食
おやつ
外遊び
軽い運動を夕方にさせることで、睡眠の質がよくなります
夕食
ねんねルーティン
運動が十分だと19:00頃寝ますが、20:00～20:30まで寝ない子もいるでしょう
早朝起きしても
6:00までは寝室に
もし15:00まで保育園で昼寝をしているようなら、帰りに体力を使わせる工夫を（P152）
夕食
ねんねルーティン

1歳半〜3歳　ねんねのQ&A

Q　昼寝も夜の就寝時も抱っこをしないと寝ません。寝転がっている私の上に寝ることもしばしば。ベビーベッドで一人で寝てほしいし、途中で何度も起きたくないです。また母親以外でも寝かしつけができるようにしたいです。

A　「睡眠の土台」とくに「幸福度」（P64）がきちんと確立しているかどうかを再度確認したうえで、ねんねトレーニングが効果的です。
最初は夜からスタートしましょう。夜のねんねトレーニングをしている最中は、なるべく昼寝はスケジュールを守り、いつも通りの寝床で寝かしましょう。最低でも1時間半を目標に。もし30分で起きてしまったら第2プランとして、抱っこで寝かす、ベビーカーで寝かせるなど違う方法でもよいので寝かせてみましょう。

夜の寝かしつけが安定し、5〜10日経ったら昼寝も同じようにねんねトレーニングしてもよいでしょう。昼寝のトレーニングは夜に比べて時間がかかります。昼寝のルーティンを確立し、環境を整え、一貫性をもって続けることが大切になってきます。違う人が寝かしつけをするのはその後に試してみてください。昼寝はまだ安定していないけど、夜が安定している場合は、夜の寝かしつけを少しずつ違う人が行っても。最初30秒ぐらいは抵抗するかもしれませんが、そこで不安になっても抱っこなどはせず、お子さんを信じて、自力で落ち着くチャンスを与えてあげてください。すぐ大丈夫になると思います。

まとめ

- 「睡眠の土台」が整ったうえでの「泣き」は、甘えの可能性あり
- ねんねトレーニングには実行者の強い意志もとても大切

いずれひとりで寝られるために

セルフねんねの種

・この時期にまだ夜通し寝ていない場合はその原因となる寝る前のクセがある可能性が。授乳で寝かしつけ、抱っこで寝かしつけ、添い乳で寝かしつけ、手を繋いだり、親のどこかに触れさせたりしながら寝かしつけなどが挙げられます。それらをねんねルーティンの最後にしないことで、睡眠時のクセを少しずつやめていきます。

・キッズ用ベッドに移行して自力で寝てほしい場合は、部屋のドアにゲートをつけてみるのがいいでしょう。この時期の子どもは境界線をつくってあげることが大切なので、部屋のドアの前にゲートをつけ、ドアを自由に開けて出られないようにするのが効果的です。ゲートをシールやリボンでかわいくしたりするのもよいでしょう。
ベビーベッドからキッズ用ベッドに移行した場合、自由に動き回れるようになりますので、コンセントやコードに触れないよう部屋の安全確認を。また、おもちゃが部屋にあると遊んでしまう可能性が高いので置かないようにしましょう。

・「睡眠の土台」がすべて整っていたらねんねトレーニングを行ってもよいでしょう(P165)。

4～5歳　活動と睡眠の特徴

一日の必要睡眠時間	10～13時間 一般的には4歳ぐらいで昼寝をなくしても、午後ぐずることなく過ごせるようになってきます。とはいえ、昼寝を必ずなくさないといけないわけではありません。子どものニーズを把握し、必要な場合は昼寝をさせてあげてください。4～5歳ぐらいになると、朝起床してから12時間ぐらい起きていられるようになってきます。
睡眠のパターン	昼寝なし 昼寝をしなくても一日中元気よく過ごせるようになってきます。しかし、夕方ぐずったり、癇癪を起こす場合は4歳や5歳でも昼寝をさせてみましょう。ただし4～5歳で長時間昼寝をしてしまうと、夜の睡眠に影響が出てきますので1時間程度にとどめて。逆に、昼寝をしない場合は、一日中元気いっぱいに活動したら疲れすぎてしまうため、午後にゆっくりする時間を45分ほど作り、早めに就寝させてあげましょう。 一般的に夜は10～11時間通して寝ています。

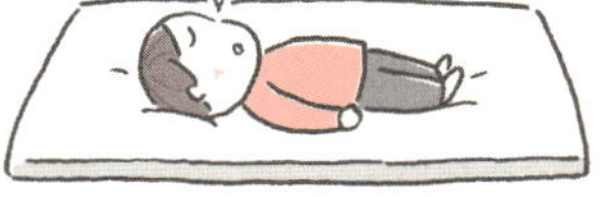

4~5歳

成長の証にこんなことが起こるかも!?

月齢あるある

ひとりで寝てくれない

子ども部屋でひとりで寝かせたいと思うようになるママ・パパも。しかし、子どもがなかなかひとりでベッドで寝てくれなかったり、夜中起きて親のベッドに入ってきてしまうことはこの時期によくある悩みです。

●理解力がある年齢なので、夜寝ることの大切さを説明してみましょう。また、就寝時は毎日同じねんねルーティンを行いましょう。同じことを繰り返すことで、体と脳が落ち着き、寝る準備をしはじめます。

●日中は子どもとの1対1の時間を意識してとりましょう。とくに、下の子の誕生時や、保育園・幼稚園で嫌なことがあったときなどには、睡眠が不安定になることがあります。何か心配ごとがあると、私たち大人もなかなか眠れない日があると思いますが、子どもも同じです。

●ひとりで寝るのが「怖い」と言ってくる場合は、何が「怖い」のかを探り、原因を取り除いてあげましょう。あまりにも不安定な様子が見られる場合など、状況によっては、一時的に同じ部屋で寝るか、隣で寝てあげることが必要かもしれません。ただし、1週間以上は続けないようにしましょう。

おねしょ

5歳児の約16%がまだおねしょをするという統計があります。膀胱に尿がたまったときに排尿をおさえるはたらきをする神経の成長が追い付いていない、尿をおさえるホルモンが夜間に十分に出ていないなど、体の成長面や、妹や弟が生まれるといった家庭環境の変化による心理的不安などの要因が考えられます。

●多くの場合は自然とおねしょをしなくなります。なので、おねしょをしたときに叱ったりはせず、お互いにとってストレスにならないようおねしょシーツを敷いたり、寝る前の水分を控えたりしてみましょう。

4〜5歳　寝かしつけのコツとぐっすりスケジュール

- 「睡眠の土台」が整っているかチェック（P29）。
- 毎日同じねんねルーティンを行いましょう。たとえば「お風呂→着替え→歯磨き→絵本→大好きだよのハグ→ぐっすりノイズをオン→消灯」。
- お子さんの一日を振り返り、何か不安なことがあったり、嫌なことがあったりしたらきちんと話を聞いてあげましょう。
- 昼寝をする場合は、昼寝から起きて就寝までは最低4時間あくようにスケジュールを調整しましょう。
- テレビやタブレットは就寝1時間前までに消しましょう。
- 10分、15分でもいいので子どもとの1対1の時間をつくることで心が満たされ、夜ひとりで寝ることに前向きになり、自信もついてきます。
- 昼寝をしていて、就寝が22:00〜23:00になる場合は昼寝をやめていきましょう。
- 幼稚園や保育園が休みなどでお昼寝が必要な場合は13〜14時頃を目安に。

4～5歳の スケジュール

活動時間
睡眠時間

21:00就寝になってしまう場合

- 18:00 もし15:00まで保育園で昼寝をしているようなら、帰りに体力を使わせる工夫を（P152）
- 19:00 夕食
- 20:00 ねんねルーティン
- 22:00 保育園で昼寝をしていたら、22:00まで寝ないこともあるでしょう。1日の必要睡眠時間がとれていれば大丈夫です

通常の場合

- 7:00 15分程度、朝日を浴びる
- 朝ごはん
- 8:00 登園
- 9:00 （おやつ）
- 10:00
- 11:00 （昼食）
- 12:00
- 13:00 ゆっくりタイム リラックスする時間をつくることで疲れすぎを防止
- 14:00 おやつ
- 15:00～17:00 外遊び 軽い運動を夕方にさせることで、睡眠の質がよくなります
- 18:00 夕食
- 19:00 ねんねルーティン
- 20:00
- 21:00
- 22:00
- 23:00
- 24:00
- 1:00
- 2:00
- 3:00
- 4:00
- 5:00
- 6:00

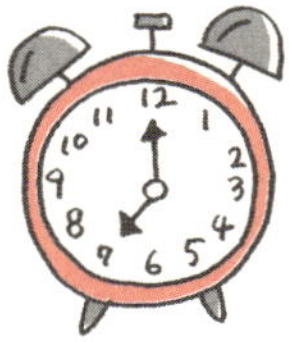

4〜5歳　ねんねのQ&A

Q　5歳の息子は22時に寝て6時半に起床。保育園で昼寝を2時間しています。この睡眠時間で成長に影響がないか、小学生になってからもっと就寝時刻が遅くなってしまうのではと心配です。

A　5歳で昼寝を2時間している場合、5歳児の理想の就寝時間である20時には眠くならないのは当然といえます。昼寝を合わせた1日の合計睡眠量は10時間30分なので22時でも大丈夫といえますが、欲をいうと、21時30分就寝を目指してほしいところです。
子どもの発育にもっとも大切な成長ホルモンは寝ついてから90分ぐらいまでの一番深い眠りのときに70〜80％分泌されます。そのため、この90分に質のよい睡眠がとれるように、保育園からの帰り道に散歩などの軽い運動をしたり、就寝時間の90分前にお風呂に入って体温を上げておくことが大切。たとえ就寝時間が遅くなってしまっても、きちんと質の良い睡眠がとれていれば、そこまで心配する必要はありません。

また、「睡眠の土台」を整えたり、就寝前に部屋の電気を暗くするのもいいでしょう。睡眠ホルモンのメラトニンを増やすために、朝食を日当たりのいいところで食べたり、登園時は積極的に日なたを歩くのもいいでしょう。

週末はスケジュールが簡単に後ろにずれこんでしまうので要注意。月曜朝は時差ボケの状態になってしまいます。週末昼寝をさせず、可能であれば、夜早めの20時に寝かせるのがいいでしょう。

まとめ

- 「睡眠の土台」を整え、寝始めの90分に質のよい睡眠がとれるようにしましょう
- 週末のすごし方も大事。できる限り20時目標で寝かしつけましょう

いずれかひとりで寝られるために

セルフねんねの種

・親と同室で添い寝からセルフねんねに移行する場合は、理解力がある年齢なので、「なぜひとりで寝てほしいのか」や「睡眠の大切さ」を説明。とはいえ、まだ親に甘えたい年齢です。日中、子どもとの1対1の時間をつくることで心が満たされ、夜ひとりで寝ることに前向きになり、自信もついてきます。セルフねんねをするにあたり、「電気を自分で消す」「ママにいてほしいけどひとりで寝れた」などの項目をママと一緒に考えて書きだし、それができたら、できたよシール表を利用し、1週間続けてできたらご褒美をあげましょう。

親と別室でセルフねんねに移行する場合は、子どもの寝床の隣で数日間一緒に寝てあげるのもよいでしょう。しかし、クセにならないよう、様子を見て、2〜3日ぐらいで部屋から出るようにしましょう。

上記を試してもうまく移行できない場合は、ねんねトレーニング（P165）を行ってもよいでしょう。

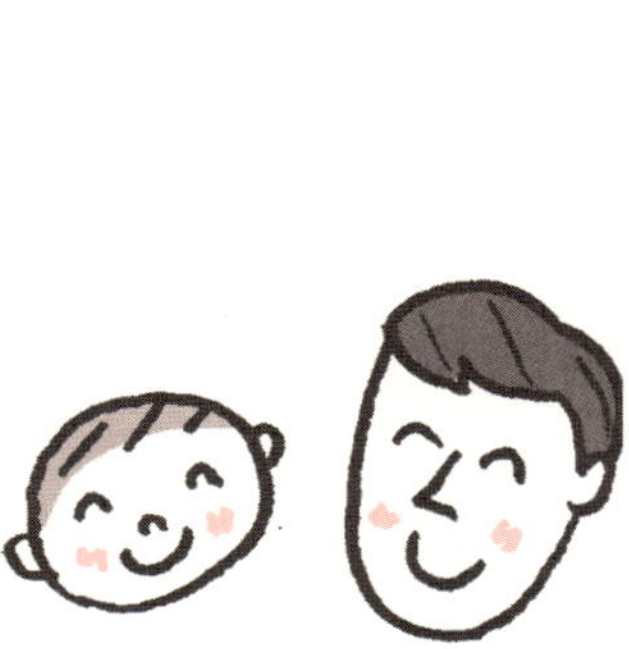

Chapter

4

家庭の事情と睡眠トラブル

こんなときは
どうしたらいいの？

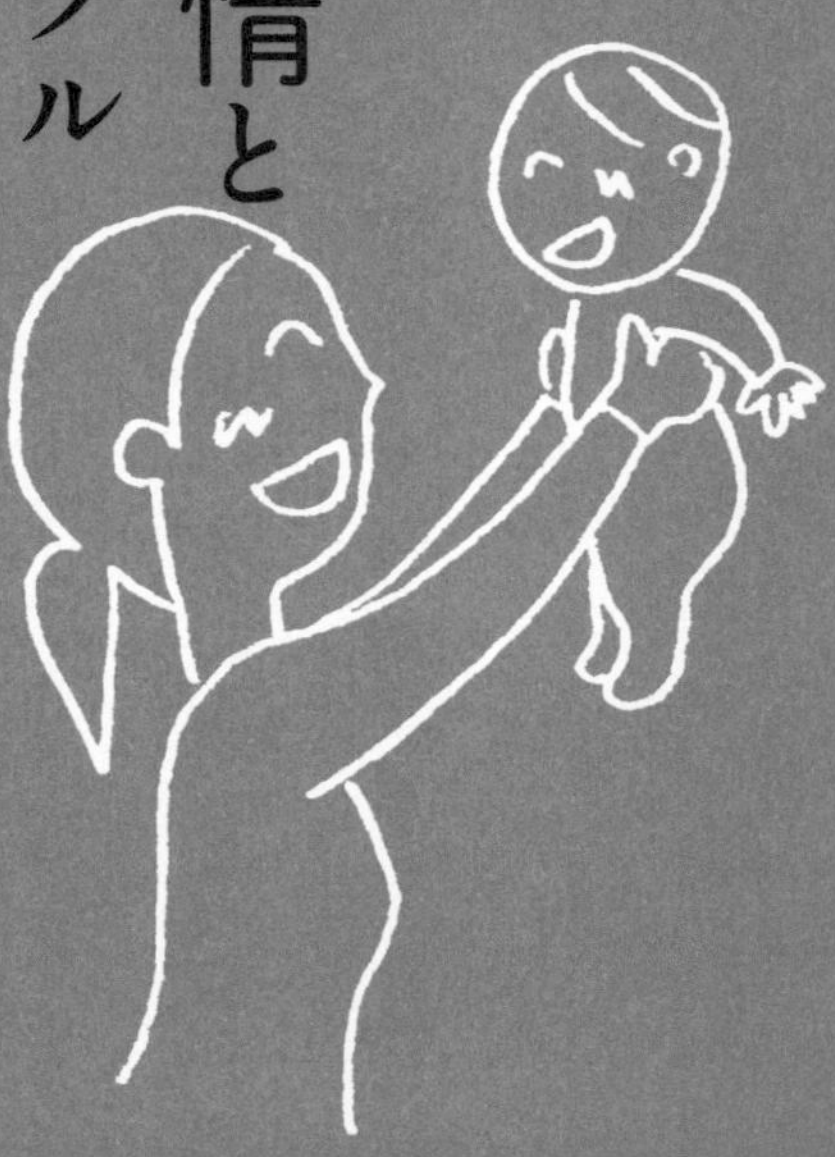

子どもの「早朝起き」。親の〝あの行為〟が負のスパイラルを引き起こす！

●睡眠3大トラブルのひとつで、改善する難易度は高め

午前6時になると機嫌よく起きる。これは「早朝起き」ではありません。その子の適切な起床時間です。それよりも早く、4時、5時に起きるとなると早すぎますが、ママやパパの仕事の都合で早く起こす必要がある場合、月齢に応じた必要な睡眠時間（P16）がトータルで確保できていればOKです。

問題なのは、ママやパパが望んでいないのに、4時や5時に起きてしまう「早朝起き」。「夜泣き」や「長時間かかる寝かしつけ」とともに子どもの3大睡眠トラブルです。

原因はいろいろとあるため、特定が難しく、また複数の原因が重なっている場

合も。そのため、早朝起きの改善はとても難しいうえ、4時や5時からあらためて寝かしつけるのは、睡眠ホルモンのメラトニンの分泌も減っているためとても大変です。

まずは「睡眠の土台」の見直しから

原因として考えられるひとつが〝疲れすぎ〟。昼寝が不足していたり、夕寝から就寝までの活動時間が長すぎると、疲れてストレスホルモンが分泌されるため、早朝起きを引き起こしてしまうのです。『月齢別の活動時間の目安とベストな睡眠時間』の表（P16）や第3章の『月齢別ぐっすりスケジュール』を見直して、スケジュールに問題がないかチェックしてみましょう。

また、そもそも朝の4〜6時は睡眠が次第に浅くなる時間帯。つまり起きやすい時間帯なんです。そのタイミングで、家の近くをトラックが音を立てながら通り過ぎていけば、それだけでも起きてしまうのです。この場合は、ぐっすりノイズ（P42）を活用することで改善する場合があります。

●光に敏感な子はわずかな光でも反応します

第2章の「光」の項目（P34）でもお話ししましたが、**カーテンの隙間から漏れてくる、一筋の光にも要注意です。**夜は、真っ暗で気づかなくても、朝、ちょうど日が昇る時間に、ちょっとの隙間から光が差し込んだだけでも反応する子がいます。おやすみライトをつけないかぎりは、**朝になっても赤ちゃんが見えないぐらい真っ暗な部屋を目指してみましょう。**

●たとえ早朝起きしても、起きる時間までは寝室に！

4時や5時に起きた場合、ママやパパが決してしてはいけないことがあります。それは、子どもが起きてしまったからと寝室から出して、リビングに連れて行くこと。

「リビングでテレビを見せて、私はその横で寝ています」というママの声も聞きますが、これをすると「早く起きるとテレビが見られる！」と子どもは思い、どんどん早く起きるようになってしまうのです。さらに、早朝起きはその後のスケジュールを乱し、元のスケジュールに戻すのがとても難しくなります。

泣いて起きてしまった場合は寝室から出ずにあやしましょう。また、話しかけられたら、目をあわせずにつまらなさそうにし、起きる時間になるまでは、とにかくママも寝室で横になり続けましょう。

そして起きる時間になったら、ママはひとりで部屋の外へ1回出て10秒数えます。その後、再び、寝室に入り、大げさに「おはよう！」と言ってカーテンを開けましょう。「ママが部屋に入ってきてカーテンを開けたら起きていいんだ！」と思わせることも早朝起き改善の第一歩です。

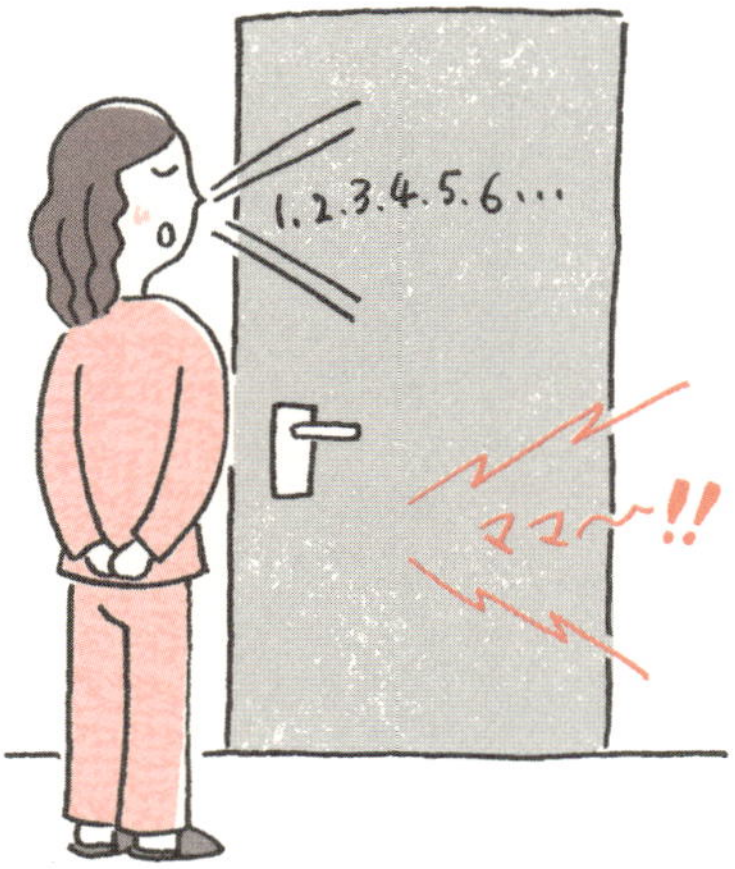

夜中の起きる回数を増やす「添い乳」はどうしたらいい？

●添い乳しながらの寝落ちが夜中の授乳回数を増やします

6ヵ月を過ぎても夜中に何度も赤ちゃんが起きて、そのたびに授乳をしなくてはならない原因のひとつとして考えられるのが、「添い乳」です。

なぜかというと、**寝ついたときの状況**（＝おっぱいをくわえている）**と夜中に浅い眠りになったときの状況が違うから。あるはずのおっぱいがないため、不安で泣きだしてしまうのです。**そうなると、赤ちゃんはおっぱいをあげないと泣きやまず、寝なくなりますが、これを赤ちゃんが浅い眠りになるたびに繰り返す可能性が。結果、親子で寝不足になってしまうのです。

●ママも子どももハッピーなら続けて〇K！

ママも子どもも添い乳をしていて幸せを感じていたり、家庭の育児方針や状況として添い乳をするメリットがある場合は、もちろん続けても大丈夫。しかし、夜中に頻繁に起きることで、日中、子どもの機嫌が悪かったり、常に眠そうな場合は、改善をしたほうがいいでしょう。

実は私自身、添い乳をして寝かしつけをすると、夜中に頻繁に起きることを知っていたにもかかわらず、次男の4ヵ月の睡眠退行の時期は、あまりの睡眠不足に、たまらず添い乳を導入。自分の睡眠時間を一時的にでも確保するのに必要な手段でした。ただ、案の定、頻繁に起きるようになり、かえって辛くなってきたため、6ヵ月で次項で紹介するプルオフメソッドを取り入れ、添い乳を卒業しました。

添い乳は夜中に何度も起きる可能性が高くなるので、その点を踏まえて判断してください。

●授乳=寝るクセをなくしていく、プルオフメソッド

6ヵ月以降に限らず、生後まもなくからできるのが、プルオフメソッドです。基本的に月齢の低い子のほうが成功しやすい傾向があります。

プルオフメソッドのHOW TO

①いつもの授乳時間に目が開いている状態で、授乳をする。

目を閉じはじめ、吸う力が弱くなってきたら、指で優しくおっぱいをはずし、赤ちゃんのあごを下から優しくおさえて口を閉じる。

②びっくりして泣いたら、またおっぱいをくわえさせ、目を閉じはじめ、吸う力が弱くなってきたら、指で優しくおっぱいをはずし、赤ちゃんのあごを下から優しくおさえて口を閉じる。吸わせる時間は10~60秒を目安に。

③赤ちゃんの反応が弱くなるのを確認し、完全に寝てしまう前に吐き戻し防止のためのゲップをさせ、目が開いている状態で寝床に置く。

④寝床に置いた瞬間に泣いたら、「シィーッ、シィーッ」と言い、トントンをする。

泣きやまない場合は抱っこをし、落ち着いてきたら再度、寝床に置く。

このとき、抱っこが寝るクセにならないよう、抱っこをしたまま赤ちゃんが寝落ちしないように注意。

成功のPOINT!

②や④は何回か繰り返す必要があるかもしれませんが、根気よく続けることが大事。また、個人差はありますが、7ヵ月以降の赤ちゃんの場合、おっぱいへの執着が強くなっていることもあり、夜中の授乳をするのは3回までと決めて、4回目からは抱っこしたり、寝床に置いたままトントンしたりと授乳以外であやして寝かしつけましょう。

夜間の授乳コントロールで寝続ける子どもに

●夜間の授乳はいつまで必要なの？

生後6ヵ月を過ぎてくると、昼夜のリズムがついてきて、8時間ほど続けて寝てくれるようになる子が増え、夜間に授乳を必要とする赤ちゃんは少なくなってきます。ただし、発育上、まだ夜間授乳が必要な子もいます。また、ママのおっぱいのコンディションの問題も。夜間におっぱいをあげないことで、母乳を分泌する機会が失われるため、必然的に母乳の量が減ったり、乳腺炎やおっぱいの張りが伴う可能性があります。その点をしっかり見極めたうえで、夜間の授乳をやめる場合は取り組んだほうがいいでしょう。

●ドリームフィードで寝続ける子に

ドリームフィードとは、寝ている赤ちゃんを抱き上げて、寝かせたまま、授

乳、またはミルクを与える方法です。赤ちゃんが空腹で起きる前にお腹を満たし、そのまま寝続けるようにするという効果があります。ただし、吐き戻し防止のため、授乳後はゲップをさせてあげてください。

次の項目にあてはまる場合は、ドリームフィードがおすすめです。

・子どもの発育上、まだ夜中に1~2回は授乳が必要

・夜間に授乳をしないとおっぱいが張ってしまい、乳腺炎が心配

・夜間、赤ちゃんにもう少し長く寝てほしい

ドリームフィードは向いている子とそうではない子がいて、試してみなくてはわかりません。1~2日では効果的かどうかの判断はできないため、4~5日は続けてみましょう。試すうえで、次の3つのポイントをあげます。

・「睡眠の土台」を整えておくこと

・ひと晩に1~2回を目安に。1回目は夜、ママが寝る前（22~23時頃を目安に）に、2回目は1回目の3~4時間後に行います。

・爆睡してなかなか授乳できない場合は、頬を刺激し、それでも吸ってくれない場合は、手や足裏を刺激してみましょう

ママの仕事復帰。残念ながら、どんなに準備をしても……。だから、焦らず、慌てず！

●仕事復帰はママにとっても子どもにとっても変化だらけ

第1子出産後に仕事復帰する女性の比率は、2010年で38％、2017年には55％まで上昇しています。きっと、この本を手にとってくださったママのなかにも、これから仕事復帰という方もいらっしゃると思います。

そして、仕事復帰は、子どもの睡眠を考えるうえでもひとつの山場。ママは久しぶりの出勤に緊張し、子どもも初めての保育園で刺激をうけるため、夜泣きなどの睡眠トラブルが始まることもあります。そのリスクを少しでも軽減するためにできるのが、事前準備です。

●スケジュールがガラリと変わるから、遅くとも1週間前にはシフトして

ママの仕事復帰によっていちばん大きく変わるのが一日のスケジュールです。可能であれば、**復帰の約1ヵ月前、遅くとも1週間前から、朝、起きる時間や保育園での食事や昼寝のタイミング、就寝時間など、復帰したときのスケジュールに沿って生活をしてみましょう。**これにより、復帰後の変化や刺激を少なくすることができます。

一日の睡眠時間はトータルで足りていますか？

復帰前と復帰後の、昼寝を含めた一日の合計睡眠時間を比べてみてください。とくに登園当初は、緊張して昼寝ができない子が多くいますが、昼寝ができないと疲れすぎて夜泣きや寝ぐずりが始まる可能性が高くなります。

保育園の先生に確認して、**昼寝が十分にとれていなかったら、就寝時間を早めるようにしましょう。**また、週末はきちんと昼寝をさせるといいでしょう。

夕食時間が遅くなる場合は、おにぎりで乗り切る！

今までと比べて夕食の時間が、1時間以上遅くなるというご家庭も多いと思います。その場合、保育園で夕方のおやつをお願いする方法もありますが、難しい場合は、**帰宅時のベビーカーなどでおにぎりやパンを食べさせてしまうのも手。**子どもの体内リズムが整うまでの期間限定ですが、疲れすぎてぐずったり、まったく夕食が食べられなくなるよりはマシと割り切り、帰宅後に機嫌がよければ具だくさんの味噌汁やフルーツなどで栄養バランスをフォローしましょう。私は1週間分の夕食を作り置きしておいたことで心に余裕ができました。

●仕事復帰は「幸福度」のケアがとくに重要になってきます

ママと四六時中一緒にいたいのに、仕事復帰によって一緒にいられる時間が減り、子どもは情緒が不安定になりがち。帰宅後1対1の時間も十分にとれないかもしれません。この場合は、ねんねルーティンで抱きしめる時間を長くしたり、「大好きだよ」といっぱい声をかけて最大限の愛情表現をしてあげてください。一時的に寝つくまでそばにいてあげることで、不安な気持ちを少しでも解消させてあげましょう。

●ママの焦る気持ちが子どもの心に影響を与えることを忘れずに

どんなに準備をしても、いざ保育園が始まると、スケジュールが乱れたり、夜泣きが始まることはよくあります。仕事復帰直後でママも緊張や疲れがたまり、そのうえで子どもにぐずられるとたまらない気持ちは、経験した私は痛いほどわかります。そして、そのまま子どもの対応をするとイライラを感じ取られて、余計にぐずられることに。

だからこそ、こんなときは**深呼吸してから子どもの対応を。**あまり悩みすぎず、慌てずに。パパやおじいちゃん、おばあちゃんにきちんと状況を説明し、ヘルプをお願いして、**ママの睡眠時間もしっかり確保してくださいね。**

1ヵ月ぐらいすると、子どもも保育園生活を過ごせるような体力がついてきて、生活リズムにも慣れ、落ち着いてくるはずです。

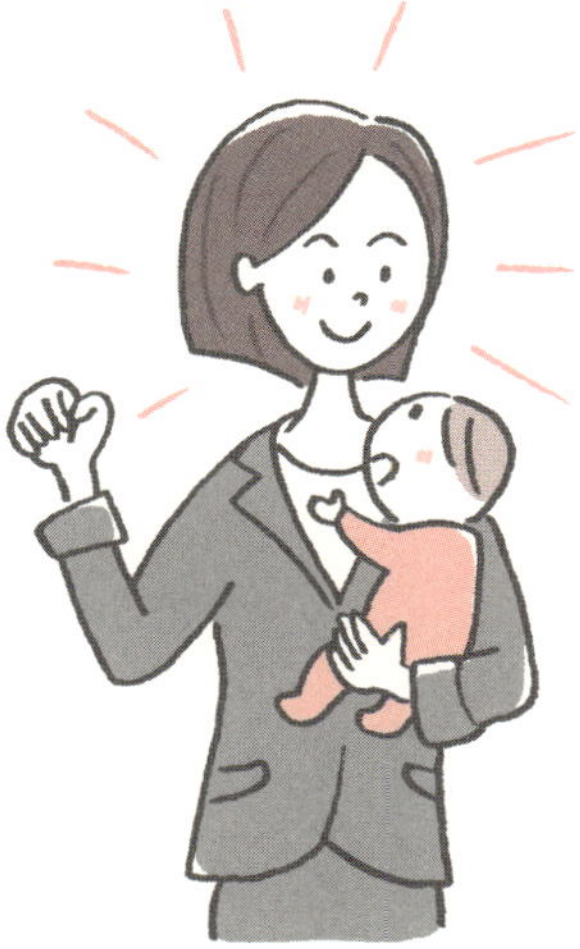

「おしゃぶり」とのつきあい方とやめさせ方

おしゃぶりには〝やめどき〟があります

おしゃぶりをどうするかは親の育児方針によりますが、月齢が低いときには、おしゃぶりをして寝るというのが入眠の儀式となり、寝かしつけが楽になるアイテムであることは確かです。

おしゃぶりには、やめさせやすい時期があります。

まず、最初が4ヵ月頃。自分でおしゃぶりをはずすことはできても、まだ自分で口に入れることができないため、おしゃぶりがはずれたら、ママが起きて口に入れてあげなくてはいけません。ここでママが頑張っておしゃぶりを渡さずに子どもに我慢させるか、ママが何度も夜中に起きることを覚悟のうえ、口に入れてあげるか、判断のしどきです。

ちなみに8ヵ月ぐらいになるとおしゃぶりを自分で入れられるようになるので、おしゃぶりへの執着が強くなり、やめさせるのは難しくなってきます。

次にやめさせやすいのは2歳頃。言葉がわかるようになる時期なので、「○○（好きなぬいぐるみの名前）にあげようね」と伝えたり、おしゃぶりの先をカットして「もう使えなくなっちゃったね」と話して、おしゃぶりを絶対に渡さないようにします。3歳頃になったら「おにいちゃん、おねえちゃんになったからやめようね」と言うのも効果的です。

もちろんいつでもやめさせることは可能ですが、泣いたり抵抗したりすると思います。保育者の強い意志と一貫性をもって続ければ、2〜3日でやめさせることはできます。

保育園の「昼寝問題」。帰宅時の微調整でクリアに

保育園に子どもを通わせるママから相談が多いのが、この「昼寝問題」。保育園でとる昼寝の回数や時間が、子どもの必要睡眠量とうまく合わないことで、睡眠トラブルが発生します。大きく分けてふたつのトラブルが見受けられます。それぞれ対策を見ていきましょう。

ケース1

昼寝の回数が1回に減り、お迎え後のぐずりがひどい!

個人差はありますが、日中の睡眠は1歳ぐらいは2回というのが平均的な回数。にもかかわらず保育園に入ると、午後の1回になってしまいます。また、家ほど真っ暗な部屋にならないことも多く、きちんと寝られないという子どもも。

とくに1歳ぐらいは歩き始めて活動量も増える頃なので、子どもはとても疲れてしまうもの。夕方、ぐずるのは当たり前で、夕食を食べながら寝てしまったり、入浴まで辿り着けないこともしばしばです。

対策① お迎え直後にすぐ寝かせる！

3歳未満で昼寝を一睡もしていない、もしくは足りていなさそうな場合は、抱っこひもでもベビーカーでもいいので、**いちばん早く寝つく方法でお迎えの直後に30～40分、寝かせましょう。**寝足りなくて起きぐずりがあるかもしれないので、寝ている間に夕食やお風呂の準備をしておくと◎。起こすときは好きなぬいぐるみを使ったり、好きなアップテンポの曲を流すのもおすすめです。

お迎え時に寝かせると、夜寝てくれないのでは？　と思いがちですが、疲れすぎこそ、寝ぐずりや夜泣きの原因に。**少しの時間、寝かせることで頭がリフレッシュされて、癇癪や寝ぐずり、夜泣き、早朝起きを防止できます。**

対策② お迎え時にあまり興奮させない

ママやパパに会えて嬉しい！　と興奮した様子であっても、淡々と接してみましょう。もちろん、ママやパパも嬉しい気持ちはあると思いますが、ぐずりを防ぐためにも試す価値はあります。

また、**抱っこひもでお迎えの場合はフードカバーをかける、ベビーカーの場合も日よけをしたり、ブランケットをかけるなどして外からの刺激をなるべくシャットアウトしてみてください。**

ケース2

昼寝の時間が長すぎて、夜、なかなか寝てくれません……

2歳以降のお子さんに起こりがちなのが、この問題です。

たとえば2歳半の場合、昼寝は1～2時間が目安。それなのに保育園では一律に2～3時間の昼寝タイムが設けられているところが多くあります。

となると、昼寝後から就寝までの間の室内遊びだけでは、体力があり余って、夜になっても眠くならないことがしばしば。昼寝から起きて6～7時間ぐらい経過すると眠くなることを考えると、15時に昼寝から起きた場合、21時頃まで眠くならないのは当然です。

保育園に理由を伝えて、2時間ほどで起こしてもらえないか相談してみる方法もありますが、実現が難しい場合は次の方法を試してみましょう。

対策　お迎え時や帰宅後にしっかり運動をさせる

帰り道を歩かせたり、走らせたり、スキップをさせたり、ママや兄弟と競走をさせるなど**体を動かすようにしましょう。**

もし、時間に余裕がある場合は、遠回りをして帰るなど、帰り道をうまく活用して運動をさせてください。

おうちに帰ってから、騒音や振動を気にしなくていいのであれば、相撲ごっこをしたり、お風呂でもぐったり、泳ぐ練習をさせるのも効果的です。

お兄ちゃん、お姉ちゃんになったときの睡眠トラブル「弟や妹の誕生」

●弟や妹を迎える心の土台をつくりましょう

新しい家族が増えることはとっても幸せなことである一方で、上の子どもの睡眠に大きな影響を与えます。第2章でふれた「睡眠の土台」のひとつ「幸福度」（P64）に大きくかかわってくるからです。

今まで上手に眠れていた子どもも、赤ちゃんの誕生により、スケジュールや環境などさまざまな変化によって、睡眠が不安定になることがよくあります。

そこでまず大切なのが、お兄ちゃんやお姉ちゃんになる上の子を、妊娠中から

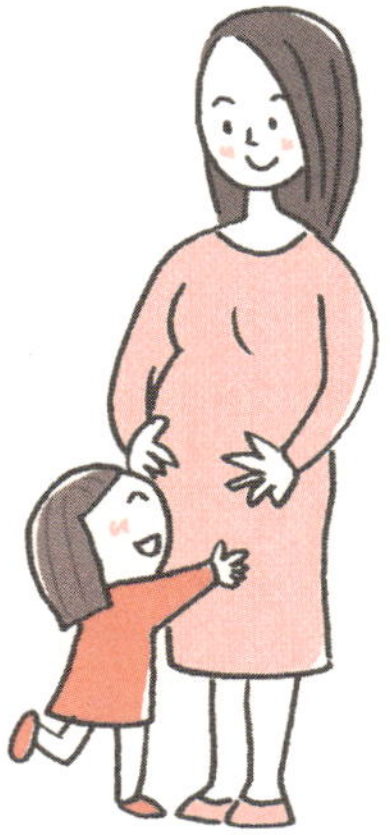

意識的に下の子にかかわらせて、迎える心構えをつくってあげること。弟や妹の誕生後にポジティブな行動が出るように誘導する、いわば、心の土台づくりです。

下の子の妊娠中

・生まれてくる赤ちゃんのための準備を一緒にしましょう。名前を一緒に考えるほか、赤ちゃんの洋服などを一緒に選ぶのも◎。たとえママ的にはイマイチのセレクトでも「赤ちゃん、きっと喜ぶね」と上の子から下の子へのプレゼントとしましょう。

・お兄ちゃんやお姉ちゃんになるお話の絵本を読んであげるのもいいでしょう。

・上の子の出産時〜1歳ぐらいまでの写真を一緒に見ながら、生まれたときのことを話し、「自分も赤ちゃんだった」「自分も愛されている」といった認識をさせるといいでしょう。

・出産のための入院準備を手伝ってもらってください。荷物の中に上の子の写真を入れておき、病院に着いたら、真っ先にそれをベッドの横に飾りましょう。

・初めて赤ちゃんと上の子が対面するときに「赤ちゃんからのプレゼントだよ」

と言って、上の子にプレゼントを渡す準備を事前にしておきましょう。

下の子の出産後

・祖父母や友達など、周囲は生まれたばかりの赤ちゃんに注目しがちですが、できれば平等に、もしくは上の子のほうに注目するようにお願いしてみましょう。出産祝いを聞かれたら、下の子ではなく上の子へのプレゼントをお願いするのもいいと思います。

・赤ちゃん返りはさせてあげましょう。おっぱいを飲みたいと言ったら飲ませてみるなど、赤ちゃんごっこをさせてあげましょう。

・上の子と下の子が同時に泣いていたら、上の子を優先して抱っこを。

・寝る前にギュッと抱きしめてキスしてあげる、布団に入る前に静かに話をしてあげるなど、1対1の時間にプラスして心がけるといいでしょう。

ねんねルーティンは、基本、上の子を優先して

月齢の低い赤ちゃんの睡眠パターンは頻繁に変わるため、それに惑わされるこ

となく、**上の子のねんねルーティンを今までどおり一貫性をもって行うようにします。**

また、下の子が疲れすぎてぐずる前に寝かしつけを始めるのもポイント。上の子の就寝時間や昼寝時間よりも早めに寝かしつけを始め、そのとき、上の子には〝寝かしつけヘルパー〟という役目を与え、下の子に本を読んでもらうなど協力してもらうのもいいでしょう。

その後、上の子のねんねルーティンを行って寝かしつけることで、1対1の時間をとることができ、上の子の「幸福度」が上がり、夜泣き対策にも繋がります。

兄弟を別々の部屋で寝かせられる状況なら、そのほうがベター。上の子が下の子によって起こされるのを防ぎ、上の子の睡眠習慣が安定しやすくなります。

とはいえ、なかなか難しいのが現実。その場合は、なるべく部屋の明るさや音など、「睡眠の土台」（P29）を正しく整えるようにしましょう。

●下の子の昼寝タイミングは、親と上の子のスケジュールに合わせてOK

子どもたちの月齢にもよりますが、昼寝のタイミングがバラバラな場合も。その場合、**下の子の昼寝の寝かしつけにかける時間は20～30分までとし、寝ない場合にはいったん切り上げ、30分後にまた試すことにして、上の子の相手をするようにしましょう。**

また、下の子も上の子も疲れているときは昼寝を合わせるようにするのも◎。ママも自分の時間をつくることができます。一緒に昼寝をするのもよいでしょう。

上の子を公園に連れて行ったり、買い物に行くのは、午前中に行うかたが多いですが、**下の子の夕寝のタイミングがおすすめです。**理由は朝寝は大切なのできちんと寝かせたいからです。

●双子の場合は

新生児の頃から寝返りをするまでは、同じベビーベッドでくっつけて寝かせるだけでよく眠るという例もありますが、そううまくいかない場合も。ただ、どちらかひとりはすんなり寝てくれるというケースが多いので、その場合は**寝ぐずりなどの睡眠トラブルがあるほうを寝室に置き、寝かしつけ。よく寝ている子はリビングなど、他の部屋に移動させましょう。**

昼寝や授乳などのスケジュールが同じになるように、なるべく早い時期から授乳や睡眠の時間を管理していくのが◎。とくに大切なのが、朝の起床時間で、たとえば**ひとりが7時に起きたら、30分以内にもうひとりも起こすようにするのが、昼寝の時間に差をつけないようにするコツです。**

とはいえ、とにかく双子の育児は大変。お互いを刺激し合うので、睡眠トラブルが起こった場合の改善も時間がかかることがあります。おじいちゃんやおばあちゃんなどまわりの力を借りながら、ママが少しでもホッとできる時間もつくってほしいと思います。

睡眠を妨げる「食事」といい睡眠につながる「食事」

●甘い食べ物には要注意!

糖質は腸を過剰に刺激し、また、消化に時間がかかるため、就寝前に大量に摂取するのは避けたいところ。とくに気をつけたいのが昼寝前のおやつです。

寝る前にNGな食べ物

・アイスクリーム
・チョコレートなどの甘いお菓子
・柑橘類
・ポテトチップス
・ブロッコリー
・キャベツ

・揚げ物　など

寝る前にOKな食べ物

・乳製品
・バナナ
・納豆　など

コーヒーや緑茶が大好きというママもいると思いますが、眠気覚ましの効果があるカフェインを含んでいるため、飲みすぎに注意が必要です。母乳育児の場合、ママが摂取したカフェインは少量ですが母乳を通して赤ちゃんの体内へ。赤ちゃんは体重が少なく、また感受性が高い場合もあるので、少量でも興奮したり、眠れなくなったりすることがあります。**カフェインを摂取すると、血中濃度が半分に下がるまで約4時間もかかるため、ママの睡眠の質を考えても、赤ちゃんへの影響を考えても、飲みたい場合は午後の早い時間までに1～2杯ぐらいにしましょう。**

鉄分やマグネシウムの摂取は、睡眠障害の予防に効果的です

鉄分が不足すると、貧血に加えて、寝ているときに足がむずがゆくて動いてしまう「むずむず脚症候群」や「不眠症」などの睡眠障害が発生しやすいとも言われています。体への吸収を高めるビタミンCと一緒に意識して摂るようにするといいでしょう。ただし、摂りすぎは、便秘の元。適量を心がけましょう。

マグネシウムは神経を落ち着かせる働きがあるため、欠乏すると多動性の障害などが出現。補給することで質のよい睡眠に繋がります。

鉄分やマグネシウムを多く含む食べ物

・赤身の肉、魚、レバー（鉄分）
・ひじき、のりなどの海藻類（鉄分）
・緑黄色野菜（鉄分&マグネシウム）
・大豆製品（鉄分&マグネシウム）
・アボカド（マグネシウム）
・しらす干し（マグネシウム）

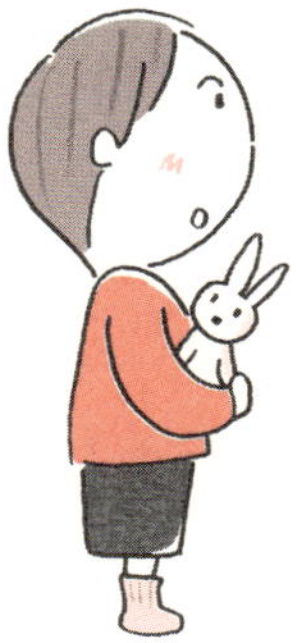

STOP

第2章、第3章を飛ばさないでください。決して第5章から読まないでください。

〝トレーニング〞という言葉の響きから、ねんねトレーニングをすれば、子どもの睡眠が改善する、こう思っているママ・パパはとても多いのですが、これまでお話ししてきた土台となる部分を整え、子どもの成長段階を理解していなくては、どんなにトレーニングを頑張っても、なかなかうまくいかないもの。ジムでたくさんトレーニングをしても、食生活が乱れていて、暴飲暴食がすぎれば、なかなかダイエットが成功しない、というのととてもよく似ています。

だから、まずは第2章で紹介した「睡眠の土台」がきちんと整っているかを確認してください。第3章で紹介した「月齢別ぐっすりスケジュール」で子どもの成長が今、どの段階にあるのかを把握してください。それだけでも睡眠のトラブルが改善する可能性はあります。

そして、きちんと土台を整えてから挑むことこそ、ねんねトレーニングの成功率がグンと高くなる秘訣であり、親子でもっとハッピーになるための近道なのです。

Chapter

5

ねんねトレーニングで寝かしつけ卒業

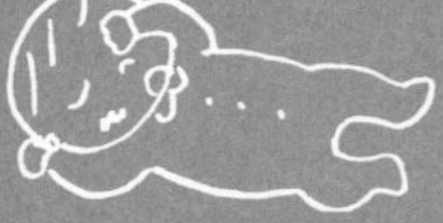

ねんねトレーニングの目的と注意事項

●ねんねトレーニング＝〝ねんトレ〟で寝かしつけ卒業！

赤ちゃんは寝ることはできますが、多くの赤ちゃんにとってひとりで寝つく「セルフねんね」は難しいスキルです。だから、ママ・パパが寝かしつけをしてあげることが必要になるのです。

では、いつになったら、ひとりで寝てくれるようになるのでしょうか？　人は必ずいつかは「セルフねんね」のスキルを習得します。ただ、それは生後すぐかもしれませんし、小学生になってからかもしれません。セルフねんねのスキル取得は、子どもひとりひとりによって時期が異なります。なかには、「睡眠の土台」が整っているだけで、自然とスキルを習得して、セルフねんねができるようになる子もいます。しかし、多くの場合は、ひとりで寝つく方法を教えてあげる必要があります。

ねんねトレーニング＝〝ねんトレ〟とは、赤ちゃんがひとりで寝つく「セルフねんね」の方法を教えるトレーニングのこと。そして、夜中に目が覚めたときに自力でまた寝つけるようにガイドし、サポートしてあげるトレーニングです。つまり、〝ねんトレ〟をすることで、寝かしつけを卒業できるのです！

〝ねんトレ〟を始める前に

〝ねんトレ〟をする前に、ママやパパに知っておいてほしいこと、やっておいてほしいことをまずはまとめます。少し長いですが、成功率を上げるために大切なことですので、しばらくおつきあいください。

●今の寝かしつけ方法がハッピーなら、〝ねんトレ〟する必要はありません！

子どもをひとりで寝かせたほうがいいかどうかは、状況によります。たとえば、添い寝をしていても、夜泣きなどの睡眠トラブルがなく、ママも子どももハッピーなら、そのまま続けていてもＯＫ。逆に「睡眠の土台」を整えても、夜泣きがある、寝かしつけに時間がかかるなど睡眠トラブルを抱えていることでイライラして辛いなら、〝ねんトレ〟がおすすめです。

ただし、何度も言うようですが、**〝ねんトレ〟を始める前には「睡眠の土台」が整っていることがマスト。**また、4ヵ月より前に行うのは発育、成長、母乳の生産量などに影響があるので、おすすめできません。**夜通し寝られるようになると言われている6ヵ月以降から始めてください。**

●月齢の低いほうが、〝ねんトレ〟の結果が早く表れる

もちろん子どもによってではありますが、一般的には6ヵ月以降であれば、早ければ早いほうが比較的、短期間で〝ねんトレ〟の結果が表れます。

月齢が高くなるにつれ、抵抗したり、泣く時間が長くなることはあります。でも、これはよく考えると当たり前。生まれてから親と添い寝しかしたことのない子どもが、いきなりひとり寝をするのは、多くの不安を抱えます。

だからこそ、**「睡眠の土台」が大事。整えることで子どもの不安要素を取り除き、親も自信をもって〝ねんトレ〟に臨むことができるのです。**ちなみに5歳の子どもでも結果は見られますので、年齢が高いからと言って、〝ねんトレ〟が間

に合わないということはありません。

〝ねんトレ〟を行う前に子どもの条件は整っていますか？

ちょっと細かいですが、次のことを確認してから行いましょう。

これらが整っていないまま、〝ねんトレ〟を行うと成功する確率が低くなります。不安な要素がある場合は、再度、各章に戻って確認しましょう。

□生後6ヵ月以上である

早産の場合は修正月齢で考えましょう

□医学的な問題がない

発育・発達に心配がなく、熱や風邪、睡眠時のいびきや口呼吸などの問題がないことが大前提。不安がある場合は小児科医に相談してください

「睡眠の土台」がすべて整っていること

□光

朝、日光は浴びているか？　夜は真っ暗、またはおやすみライトのみか？

□音
睡眠を邪魔する騒音はないか？　ぐっすりノイズなどの準備はできているか？
□部屋の温度・湿度、服装は適切か？
□寝床の安全性
寝返りをうったり、寝相が悪くても安全性が確保されているか？
□親と子どもの「幸福度」
ともに心が満たされているか？
□各月齢の特徴はきちんと把握しているか？

●ママ、パパの心の準備、つまり覚悟も大切です

睡眠トラブルは、残念ながら一日では改善できません。〝ねんトレ〟は、ママやパパが根気よく一貫性をもって続ける必要があるので、ちょっと大げさですが**覚悟が必要です。**成功すれば、「大好きだよ。おやすみ」とハグすればひとりですんなり＆ぐっすり寝てくれるようになるので、ぜひ頑張ってみてください。

□〝ねんトレ〟を行う意思が固まっている

親はもちろん、保育にかかわるおじいちゃん、おばあちゃん、家族全員が子どもの睡眠の大切さを理解していることが大事。また、〝ねんトレ〟を行う目的を明確にしておくことも大切です。

□赤ちゃんの「泣き」の種類を理解し、対応を把握している

〝ねんトレ〟中は今までと違うことをしていくため、赤ちゃんがいつもより泣くことがあります。赤ちゃんの「泣き」を理解しておきましょう(P18)。

□毎日、一貫性をもって対応する覚悟ができている

夜の〝ねんトレ〟の効果が出るまでには1〜4週間ほど、昼寝の〝ねんトレ〟は1〜3ヵ月ほどかかることがあります。

今から1ヵ月以内に旅行や引っ越しがないことを確認し、長期に及ぶ可能性があることを理解したうえで始めましょう。

最低でも2週間は続ける必要があります。

□寝不足で辛くなったときのために、サポート態勢を整えておく

〝ねんトレ〟中はママもパパも一時的に寝不足になる可能性があります。夜以外の時間にママやパパがきちんと休むことができるような環境を整えるとともに、必要な場合は、日中、おじいちゃんやおばあちゃんに応援を頼んだり、ベビーシッターやファミリーサポートなどの準備をしておくと安心。ママやパパの睡眠時間を確保することを心がけましょう。

●ねんねトレーニングには複数のメソッドがある

ねんねトレーニングとひと口に言っても、さまざまなメソッドがあります。どのメソッドが正しくてどれが間違っているということはなく、それぞれメリットが異なります。家庭環境や育児方針、子どもの性格を鑑みて選択をしてもらうのがいちばんですが、何を選べばいいのかわからない、というのが正直なところですよね。

私が皆さんにおすすめするのは、子どもが寝るまで泣いても放置するメソッドではなく、ひとりで寝つくのを見守るふたつのメソッド。**ひとつは子どもとの距離を少しずつ離していく「フェイドアウトメソッド」、もうひとつは子どもと離れる時間をのばしていく「タイムメソッド」です。**ともにアメリカでもポピュラーなもので、日本に住むママたちにコンサルテーションをしていて、向いていると感じられるのがおすすめする理由です。

「フェイドアウトメソッド」と「タイムメソッド」の違い

では、ふたつのうち、どちらをということになりますが、まずはそれぞれの方法とメリットやデメリットを見ていきましょう。

フェイドアウトメソッド

子どもを部屋にひとりにせず、寝るまでサポートすることができるメソッド。ただし、時間がかかる、目の前で泣かれることもあるため親が辛い、下の子がいる場合は難しいといったデメリットも。

タイムメソッド

比較的、泣きがおさまるのが早い。また、下の子がいる場合でも挑戦しやすいのがメリット。デメリットは、泣きの程度がフェイドアウトメソッドより一時的に激しくなることが挙げられます。

どちらのメソッドが
向いているか
チェック！

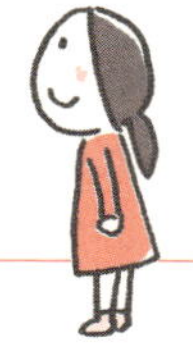

子どもとの距離を少しづつ伸ばしていく
フェイドアウトメソッド

- □親：子どもから離れるのが心配
- □親：忍耐には自信がある
- □子ども：親と離れると不安がる
- □子ども：ひとりっこ。または上の子がすでにセルフねんねできる

子どもと離れる時間を少しづつ伸ばしていく
タイムメソッド

- □親：子どもの泣いている姿に弱く、たえられない
- □親：難しいことは苦手。シンプルな方法がいい
- □子ども：目の前に親がいると興奮する
- □子ども：2人以上いる

２つのメソッドのメリット、デメリットを踏まえたうえで、右の項目をチェックしてみましょう。あてはまる項目が多いほうが向いていると思われます。

どちらか迷うなら「フェイドアウトメソッド」から

チェックをしてみても決められないなら、私のコンサルテーションの経験から「フェイドアウトメソッド」をおすすめします。それぞれの方法の詳細については、各メソッドのページ（「フェイドアウトメソッド」Ｐ１８２、「タイムメソッド」Ｐ１９３）をご確認ください。

２つのメソッドの共通注意事項

ここからは共通するポイントや注意事項を見ていきます。いわば、電化製品などの取扱説明書に書いてある「安全上の注意」や「こんなときは」のような項目です。先に見ておくことはもちろん、「こんなとき、どうしたらいいの？」というときもこちらの項目を確認してみてください。

おさえておきたい、成功のポイント！

・実施するメソッドを決めたら、**最低でも2週間は毎日同じ方法を継続しましょう。**

・実施するときはママやパパ（または保育者）が一貫して行います。たとえば、ママが寝かしつけのための〝ねんトレ〟を始めたら、その日は最後までママが行いましょう。途中でパパに替わるのは避けたいところ。

・寝かしつけのためのおっぱいはグッと我慢。ママはシャツを重ね着するなどして防御策を。夜中にまだ授乳が必要な場合はドリームフィード（P142）を。

・子どもがみずから横になるように促します。**子どもの体に触れて横になるのを助けるのはNG。**セルフねんねできなくなります。もし、座って寝てしまったら、寝た後に横にしてあげましょう。

・子どもと触れ合う際には親が主導権を。【トントン】など、ママから触れるのはOKですが（ただし最小限に！）、泣いているときのみ。子どもから手を握ってくるときは、ママが子どもの手を優しくとってはずし、ママの手を上にのせます。

・1歳以降なら好きなぬいぐるみや小さめのタオルをベッドや布団に入れてもOK。

子どもが投げた場合はすぐに取らず、時間をおいてから、布団に戻します。あくまでも**直接手渡さずに、寝床に置くだけにします。**

・発熱や風邪、嘔吐などの体調不良のときは、一度中断しましょう。

・医学的な問題がなく、「睡眠の土台」がすべて整っているのに泣いている場合は「甘え」の泣き。今までの習慣と違うことを行っているので、親も不安に感じるかもしれませんが、自信をもって〝ねんトレ〟に臨んでください。「睡眠の土台」が整っていれば、子どもが泣いても余裕をもって対応できるようになります。ただし、いつもと泣きが違うと感じたら、熱や風邪の場合がありますので一度中断しましょう。

・昼寝の〝ねんトレ〟は、日中は体温も高く、メラトニンの分泌も少ないため、1～3ヵ月かかることも。夜の睡眠改善後に行ったほうがうまくいくケースもあります。

・ママやパパの強い意志がないとうまく進みません！　成功することを信じていない場合や一貫性をもってトレーニングをやり続けることが難しい場合がありますます。その場合は、時期をあらためてもいいでしょう。

ここが重要！　激しく泣いたときのあやし方

・【声かけ】↓【トントン（体をさする、手を繋ぐ）】↓【抱っこ】の順番で対応しましょう。いずれも泣きが落ち着いたら、その行為をやめます。完全に寝つく前にあやすのをやめることがポイントです。

・【声かけ】はとくに激しく泣いているときのみに。

・【声かけ】は落ち着いた優しいトーンの声で。刺激を与えず、子どもがつまらないと感じるように。横にならないときは「ここでねんねだよ」、あやす言葉としては「シィーッ、シィーッ」「大丈夫だよ、ママ（パパ）はここにいるよ」「ここでねんね」など、言葉は最小限で。

・【トントン】をする場合は、泣きがおさまってきたらやめます。また泣きだしたらトントンをしてあげましょう。リズムよく寝るまでトントンし続けるのはＮＧです。

・【抱っこ】は寝かせるためではなく、大

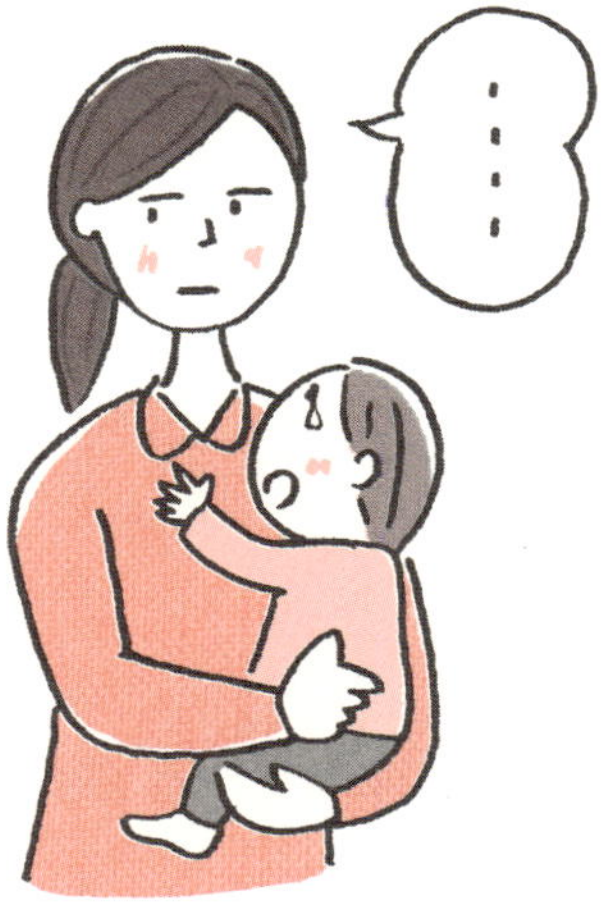

丈夫だよと安心感を与えたり、落ち着かせることが目的。**抱っこしている最中は無言で淡々と行い、子どもがつまらないと感じるように！** 落ち着いたら寝床に置きましょう。

・【抱っこ】した瞬間に泣きやむ場合は、甘えの泣きなので、次からは抱っこをするまでの時間をもう少しあけてみましょう。

●布団ならゲートで囲いをつくってママとの境界線をつくる！

寝返りができるようになると、自由に部屋の中を動き回れるようになってきます。布団で寝るように説明しても、まだ十分に理解ができなかったり、イヤイヤ期に突入してどんなに言い聞かせても、離れたところにいる親や保育者にくっついてきたり、ひざにのってくる場合も。なかには、寝る空間が広すぎると感じて、不安になる子もいます。

そこで、**おすすめなのがゲートです。硬くてシンプルなタイプ（音が出るおもちゃな**

どがついていないもの）を選び、布団のまわりを囲って、子どもが寝る場所のテリトリーを確立。自分はここで寝るんだということを理解させます。**

ゲートを子どもが押して移動してしまう場合には、部屋のドアに固定するタイプを設置。ゲートをどうしてもつけたくない、入手が困難という場合は、部屋全体をベビーベッドだと考えて、どこで寝ても大丈夫なように安全性を確保しましょう。ただし、この場合、子どもがくっついてくる可能性が高いため、トレーニングが長引く可能性は大。根気よく続ける必要があります。

ここまで、たくさんのお話におつきあいいただきありがとうございます。

寝かしつけ卒業までのカウントダウンが始まりました。

さぁ、〝ねんトレ〟、スタートです！

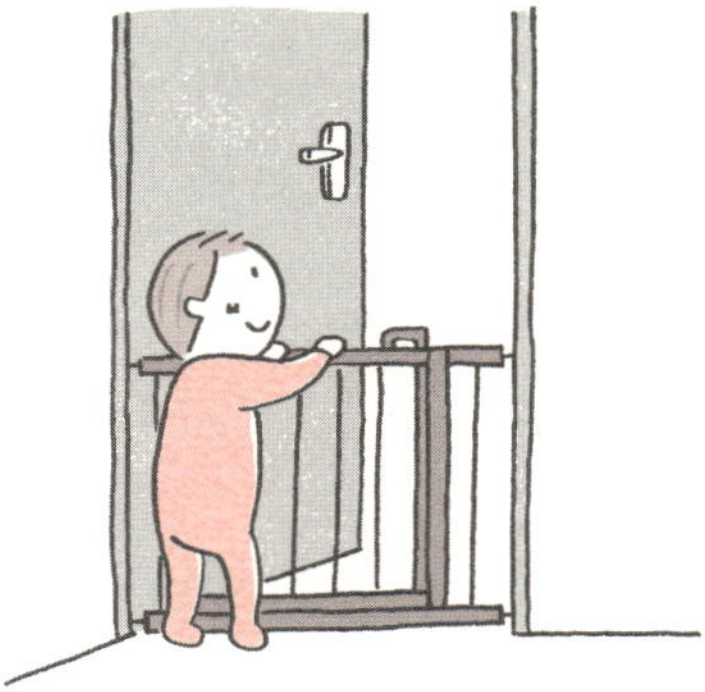

フェイドアウトメソッドガイド

●日本人に向いているメソッドの代表格です

約2週間かけて、ママやパパが子どもを近くで見守りながらも、ちょっとずつ子どもとママやパパとの距離間隔をあけていくことで、自力で寝つくようにガイドするメソッドです

子どもを部屋にひとりにすることなく寝つくまでサポートができ、少しずつ改善していくメソッドなので、〝状況の変化に慣れるまで時間がかかる〟というママやパパ、子どもにおすすめ。

子どもによっては〝泣く〟のを最小限にすることができます。

一方で、ママやパパが部屋にいることで興奮したり、泣きがさらに激しくなる場合などは、寝つくまでに時間がかかることがあります。

また、「目の前で子どもに泣かれることにたえられない！」というママには厳

しいかもしれませんが、きちんと子どもの「泣き」を理解していれば大丈夫。不安ならP18を確認してみてください。

フェイドアウトメソッドの基本HOW TO

具体的な方法を見ていきましょう！

①日々のねんねルーティン（P78）を一貫性をもって行います。

②ねんねルーティンをおえて、寝かしつけ時になったら、「ねんねの時間だよ、大好きだよ、おやすみ」と言葉をかけて、子どもが起きている状態でベビーベッドや布団の上に置きます。

③ママはトレーニング日数に応じた場所（P185に）に座ります。

④今までと違う状況に子どもは泣くかもしれません。

その場合は、必要以上にしゃべらず、最小限を心がけて「大丈夫だよ」と【声かけ】をしたり、【トントン】をして落ち着かせます。

⑤落ち着いた状態になったら、完全に寝るまで何もせずに座って見守ります。

⑥寝たと思ってすぐに離れてしまうと気配を察知して、泣きだすことが。完全に寝た！　と思ってから10～15分ほど様子を見て、部屋を出ましょう。

最初の1～3日が山場ですが、「睡眠の土台」が整っていたら大丈夫。自信をもって続けましょう。

3日ごとに座る位置を変えていく！

続いて、ママの座るポジションやステップごとのポイントを見ていきましょう。

ベビーベッドの場合は椅子に、布団の場合は床に座ります。子どもはすぐに状況に慣れてしまうため、3日ごとにポジションを移動させるのがポイントです。

ステップ1（1～3日目）　ママは……寝床の隣に座る

起き上がる、座る、立ち上がるなどしたら、ベッドのマットレスや布団を軽くたたき、「ここでねんねよ」と優しく淡々と伝えましょう。

今までとまったく違うことをしているため、最初の3日間は立ち上がったり、泣き続けたりと抵抗する可能性大。激しく泣く場合は「大丈夫だよ、ママ（パパ）はここにいるからねんねしようね」の一文を呪文のように繰り返しましょう。泣きやまない場合のあやし方はＰ１７８を参照。

ステップ2（4～6日目）　ママは……寝床とドアの中間位置に座る

子どもから見える位置に座りましょう。

泣いたり、ぐずったりしたら、すぐに近寄らず、まずは今まで使用していた言葉だけで【声かけ】し、あやします。それでも泣き続ける場合は、子どもの側に行って【トントン】をしてもい

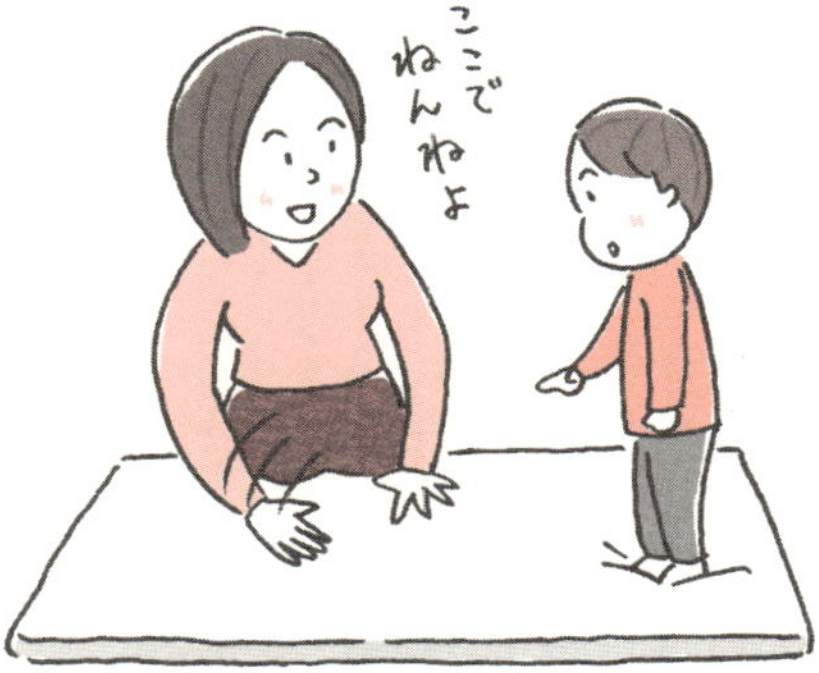

いですが、【トントン】をしている時間や触れている時間は次第に短くし、落ち着いたらストップ。【トントン】をしながら寝かせず、必ず子どもがセルフねんねできるようにするのがポイントです！

ステップ3（7～9日目）ママは……ドアの前に座る

子どもから見える位置に座り、これまでと同じ動きを繰り返します。

泣いてもすぐには反応せず、そーっと見守りましょう。自分で寝つく可能性があります。

もし、激しく泣きだしたら、今までと同じ言葉で【声かけ】をしましょう。ただし、1分までにとどめ、それ以降は【声かけ】をやめて、静かに見守ります。

【声かけ】をしても泣き続ける場合は【トントン】をしてもOK。ただし、1分以内にして、子どもがセルフねんねするようにしてください。

大体、9日目ぐらいから、セルフねんねするようになる子が増えてきます。

もし、この段階でも寝床に置いた瞬間から激しい泣きが続く場合は、風邪や熱などの体調の確認と、「睡眠の土台」がきちんと確立されているかを、もう一度振り返ってみましょう。

ステップ4（10〜12日目）
ママは……ドアの外に立つ

ドアを少し開けて、リビングや廊下の電気は消しましょう。子どもからママがうっすら見えるところに立ちます。

ぐずったり、泣いたりしてもすぐに反応せず、少し経っても落ち着かない場合は【声かけ】をしてあやしましょう。

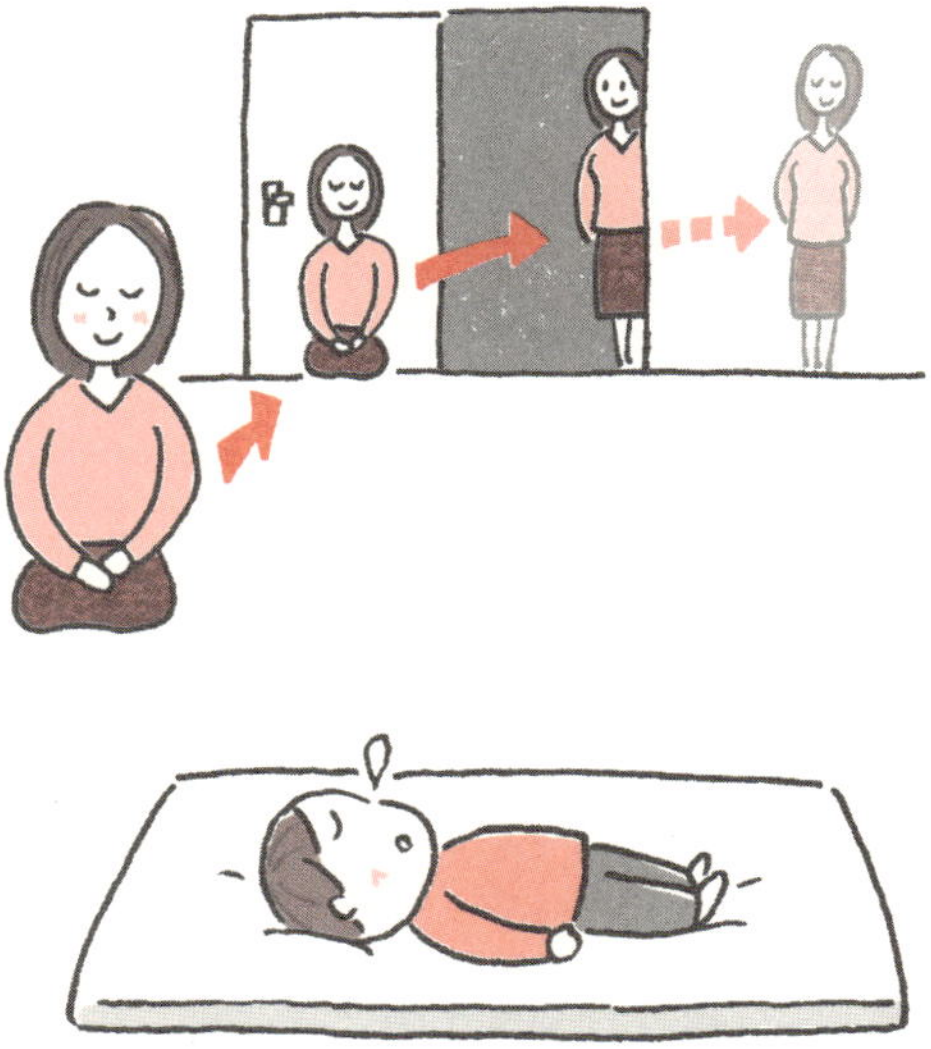

ステップ5（13日目以降）ママは……部屋の外の完全に見えない位置に

ドアは少し開けて、リビングや廊下の電気は消して、ママの姿は見えないけれど、声は聞こえるようにしましょう。

もし泣いたら、ドアの外からいつもと同じ言葉だけで【声かけ】をし、あやしましょう。ママは見えないけれど、きちんといるんだということを子どもは理解するようになります。

また「大好きだよ、おやすみ」と伝え、寝床に置き、ドアを閉めてもOK。泣いたり、「ママ〜」と呼ばれたら、少しドアを開けて【声かけ】をしてあやしましょう。

夜中に起きたら……

寝かしつけのときと同じ場所に座り、その日の寝かしつけのときと同じ方法で、寝るまで椅子に座っています。

夜中に何度起きても、朝、起きる時間になるまで繰り返しましょう。

●月齢の低い赤ちゃんは通常よりゆっくり慎重に

月齢の低い赤ちゃん（〝ねんトレ〟がはじめられる6ヵ月頃）や不安が強いママの場合、最初の3日間は、子どもの寝床の隣に座り、【声かけ】や【トントン】、必要なら【抱っこ】であやし、泣きが落ち着いたら、寝床に戻します。

4〜6日目も同じ位置に座り、今度は【抱っこ】はせず、言葉だけであやしましょう。7日目から座るポジションを移動させましょう。

●月齢の高い子どもは一貫性をもって境界線をはっきりと

2歳以降、ベビーベッドを卒業し、柵がないキッズ用ベッドや布団で〝ねんトレ〟を行う場合は毅然とした態度で臨みましょう。

ママ・パパが一貫性をもち、きちんと境界線をつくっていかないと、子どもは「こうしたら抱っこしてもらえるかも」と考え、いろいろ試してきます。

ねんねルーティンは、焦らずに十分な時間をとることも大切です。

できたよシール表やねんねルーティンチャートを使用し、上手にセルフねんねするようになったらご褒美をあげるというルールを導入するのも効果的です。ただし、できたよシール表やねんねルーティンチャートに興味を示さなかったり、嫌がっていたら、ムリに使う必要はありません。

最終目標だけではなく、それに辿り着けるまでの小さな目標を見つけ、達成できたら、次の日の夜は子どもの好きなメニューにする、好きなフルーツをデザートにする、など小さなご褒美を与えながら褒めてあげるのもいいでしょう。

親の場所まで近寄ってくる場合は

ハグをして「大好きだよ」「大丈夫、寝るまで見ているよ」と伝え、ベッドに連れて行きましょう。

←それでも近寄ってくるなら、

無言でベッドに連れ戻しましょう。

←それでも近寄ってくるなら、

「ねんねしたら、いっぱい遊べるよ」などと言い、寝ることの大切さをきちんと説明しましょう。

←それでも近寄ってくるなら、

「ママ（パパ）は部屋を出なくてはいけなくなるよ」と伝え、ベッドに横になることができたら、「寝るまで見ているよ」と伝えましょう。

← それでも近寄ってくるなら、

パターンAまたはパターンBへ

パターンA

部屋のドアの前にゲートをつけて、ママはゲートの外側に座り、寝るまで見守りましょう。「自分でベッドに入り、ベッドにい続けられたら、ママは部屋に入り、ハグをしてあげるよ」と伝えましょう。

パターンB

「最後に1回だけ、3つ数えるから、それまでにベッドに入っていなかったらママは出て行くよ」と伝えます。1、2、3と数え、ベッドに入っていない場合はドアを閉めて部屋を出ましょう。

ドアの前に立ち、10秒数え、部屋に入り、落ち着いた声で「ベッドに入ってね。そうしたらママは寝るまでここにいるよ」と伝えます。

このとき3〜5歳の子どもだと親が本当に部屋を出るのか試してくると思うので、ママはブレずにやり通すこと。ただし、この方法で激しく泣く子の場合はパターンAがおすすめです。

それでも寝かしつけが成功しないなら……

フェイドアウトメソッドが向いていないのかもしれません。開始日から14日目以降であっても、まだベッドや布団にい続けられない場合などは、もう一度「睡眠の土台」を見直した後、次項で紹介するタイムメソッドを取り入れてみましょう。

タイムメソッドガイド

●やり方がシンプルなので実践しやすい

子どもが起きたままの状態でベビーベッドや布団に置き、ママは部屋を出ます。泣いてもママやパパはすぐに部屋に入らず、決められた時間の間隔で部屋に入り、決められた時間だけあやします。部屋に入っていく間隔を少しずつあけていくことで子どもが自力で落ち着き、寝てくれるようにガイドするメソッドです。

子どもの部屋から出ている時間を長くしていきますが、寝るまでひとりにはしません。

ママ・パパは時間をはかって、部屋に入るだけなので実践しやすく、目の前で子どもが泣いているわけではないので、精神的負担が少なくなることも。また、泣きがおさまるのが早いという傾向が見られ、子どもへの刺激がフェイドアウトメソッドより少ないと感じる親もいます。

一方、泣いているのに部屋を出ることがママやパパの精神的負担になるケースや、子どもの泣きが激しくなる場合があることが、デメリットとして挙げられます。

●タイムメソッドの基本HOW TO

1日目よりも2日目、3日目と次第に待機時間が長くなっていきます。たとえ1日目と同じように泣いていても、あらかじめ決められた待機時間（下の表）を守り、時間間隔を少しずつあけていきましょう。

時間を計るのは泣いているときだけです。「あー」「うー」といった声やおしゃべりは泣きには入りません。

入室時間なのに泣きがおさまったり、継続的に泣いていない場合は、入室をせずに様子を

日数	第1回目	第2回目	第3回目
1	3	5	8
2	5	8	10
3	8	10	12
4	10	12	15
5	12	15	18
6	15	18	20

※すべて（分）

見ます。部屋の中の様子が見られるベビーモニターを利用する方法もあります。
タイムメソッドの場合、添い寝をしているかどうかで進め方が変わってきます。

タイムメソッド～添い寝をしていない場合～

①毎日一貫性をもって、同じねんねルーティンを行います。

②ねんねルーティンをおえて、寝かしつけのときになったら、「ねんねの時間だよ、大好きだよ、おやすみ」と語りかけてから、ベビーベッド、または囲い（ゲート）がある布団の上に子どもを置き、30秒以内に部屋を出ます。

③激しく泣いている場合は、部屋を出てから3分（初日・第1回目）計ります。
3分経っても激しく泣き続けている場合のみ、部屋に入り、【声かけ】をして部屋から出ます。もし必要だと感じたら【トントン】をしてもいいでしょう。
必ず、部屋に入ってから1分以内に退室するのがポイントです。

ただし、入室時にそれまで以上に泣く場合は、親の存在が刺激を与えているかもしれないので、30秒で退室します。

④退室しても激しく泣いている場合、次は5分（初日・第2回目）計ります。

⑤5分経っても激しく泣き続けている場合のみ、再度、部屋に入り、【声かけ】や【トントン】をして1分以内に退室。そして次は8分（初日・第3回目）計って同じように繰り返し、寝るまで8分間隔を保ちます。

⑥初日以降はトレーニング日数に応じて、表の時間（P194）にスイッチし、激しく泣いている場合のみ→入室→退室→待機を繰り返します。

※夜中に起きたら……

同室で寝ている場合は2〜3分は何もせずに様子を見ます。泣きやまない場合は「大丈夫だよ、ママ（パパ）は外にいるよ」と伝え、部屋を出ます。部屋を出た後、その日の1回目の待機時間（たとえば1日目なら3分）を計り、待機時間を経過しても泣いている場合のみ部屋に入り、再び寝つくまで、最初の寝かしつけと同じ動きをしましょう。

別室で寝ている場合はその日の1回目の待機時間を計るところから同様です。

夜中に何度も起きる場合も、朝、起きる時間になるまで繰り返し行いましょう。

タイムメソッド～添い寝をしている場合～

添い寝をしていても、子どもがひとりで寝つき、夜通し寝てほしい場合は、以下の方法で進めていきましょう。

夜通し寝るようになるまでの期間は、添い寝をしないほう（同室でも違う布団やベッドで寝る、もしくは別室で寝る）が早く効果が出ます。

また高さのあるベッドで添い寝をしている場合

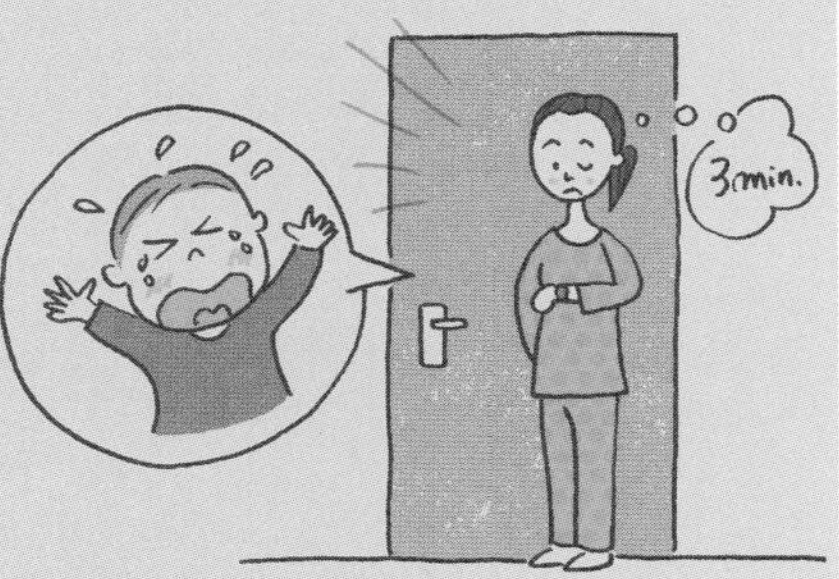

は、「睡眠の土台」がきちんと整っていません。まず、寝床の安全性を確保し、睡眠環境を整えましょう。

❶子どもが寝つくまでは、添い寝していない場合と同じ方法①～⑥で進めます。

❷ママは子どもが完全に寝ついた後にベッド、布団に入ります。そしてなるべく子どもに触れないようにしましょう。

※夜中に起きたら……

まず、親は何も反応せずに様子を見ましょう。

泣きに対して反応するのはその日の1回目の待機時間経過後です。

もしくっついてきたり、親の上にのっかってくる場合は、一度部屋を出て、その日の1回目の待機時間を計り、泣き続けている場合のみ入室します。

あとは、再び寝つくまで寝かしつけと同じ動きをしてください。

夜中に複数回起きてしまう場合も、朝、起きる時間になるまで同じ動きを繰り返し行いましょう。

●入室すべきか迷うときは？

「入室したら今より泣いてしまうだろうか？」と自分に問いかけ、もし泣くと思ったら入らないようにします。

その後、泣きが激しくなり、その状況が1分間続いたら、入室。1分以内に再度退室をし、次の待機時間を計ります。

夫婦でその判断についてもめる場合もよくありますが、そのときは入るのが正解。繰り返すうちに、入るべきか否かを判断できるようになります。

もし「タイムメソッド」から始めてうまくいかない場合は、今度は「フェイドアウトメソッド」を試してみるといいでしょう。「睡眠土台」さえ整っていれば、どちらかの方法で、セルフねんねができるようになり、睡眠トラブルが改善するはずです。

Column 3

睡眠のエキスパート　西野精治先生

科学が教える
ねんねの秘密
～メンタル編～

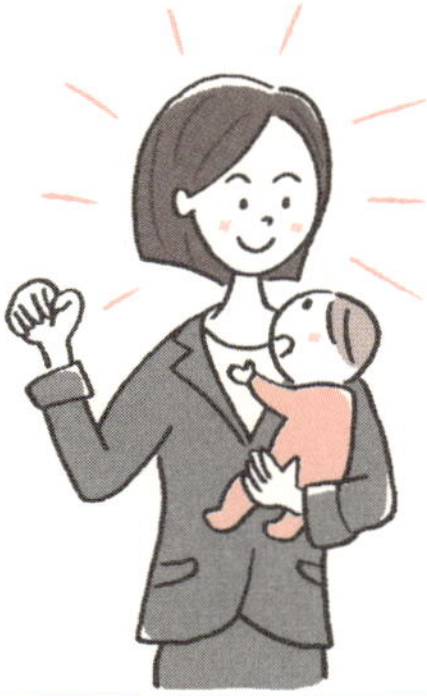

Q ねんねトレーニングをすると泣きわめくので、トラウマにならないかが心配！

A トレーニングによる悪影響はなしと考えてOK！

この問題は子どもの「しつけ」全般にかかわることで、ねんねトレーニングに限ったことではありません。米国での報告ではありますが、7ヵ月で寝つきに問題があり、いわゆるねんねトレーニングを受けた362人の乳児のその後を5年間追跡調査したところ、トラウマを含め、精神的・心理的な悪影響は認められなかったと報告されています。子どもの眠りの重要さを考えても、一時的に子どもが泣き叫ぶなどのデメリットより、親子の良質な睡眠とママの精神安定（産後うつの発症低下等）のメリットのほうがはるかに大きいと言えます。

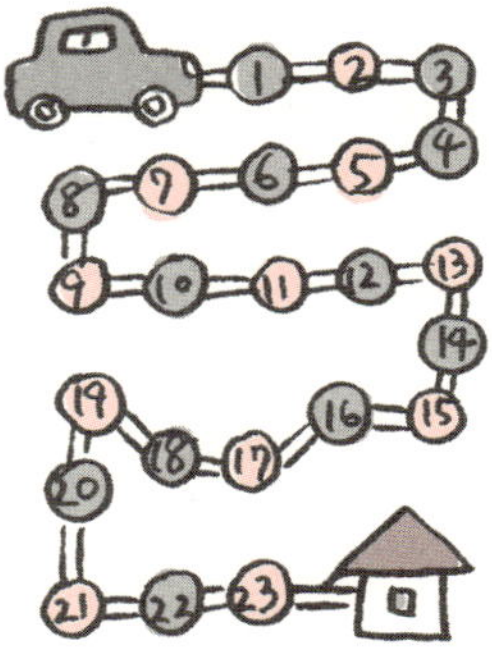
1
2
3
4
5
6
7
8
9
10
11
12
13
14
15
16
17
18
19
20
21
22
23

毎日、育児を頑張るママ、パパへ

皆さん、この本を読んでいただき、ありがとうございます。途中まで読んだ方、お子さんの月齢のスケジュールだけ読まれた方、最後の〝ねんトレ〟まで読み切った方、もちろん、どれも正解です。なぜなら、子どもの睡眠トラブルは、親自身が〝問題〟だと感じたら、改善すればいいことで、絶対こうしないといけないというマニュアルはありません。科学的根拠はもちろん大切ですが、ママの直感もとても大事。日々の育児にぜひ自信をもってほしいと思います。

そして、お子さんの睡眠トラブルが少しでも改善したら、自分を褒めてあげてください。というのもお子さんと向き合い、私を信じて実践してくださったママやパパの努力の賜物だからです。

コンサルテーションをしていると、多くのママが「他のママたちはいつもキレイで育児が楽しそう」とおっしゃいますが、実はみんな同じ。現実って本当に泥臭いです。パパにイライラしたり、子どもたちに当たったり、こっちが泣きたくなったり。

でも、どんなにママがイライラしていても子どもたちはママが大好き。だからこそ、ママが幸せで笑っていられるように、子どもの睡眠というアプローチから〝少しでも気持ちが楽になり、悩みから解放されますように〟という思いを込めて、この本をつくりました。

コンサルテーションで知り合った皆さん、私のプログラムや資格取得コースを受講している皆さん、私を信じてくださってありがとうございます！　ブログやSNSをお読みの方をはじめ、日々私をサポートしてくださっているすべての方に、心から感謝いたします。

もちろん、IMPI代表のMar、小川史洋先生、白井沙良子先生、そして家族には多大なるサポートをいつも本当にありがとう。私の知見を広げてくださったSCNラボの皆さんにも、感謝の気持ちでいっぱいです。

そして、監修をご快諾いただだいた西野精治先生、多方面でご尽力いただいた智恵子夫人、おかげさまで〝科学的根拠〟がぐっと厚みを増しました。深く深く感謝しております。

今、長男の夜泣きや寝かしつけに悩み、毎晩、夜がくるのが怖くてしかたなかったことを鮮明に思い出しています。夫が「毎日ありがとう」と仕事の帰りに私の大好きなチョコレートを買ってきてくれたとき、「こんなことする時間があるなら、一秒でも早く帰ってきてよ！」と泣きながら訴えたことも。そんな私を隣でいつも見守り、応援し、子どもたちにとって最高のパパである夫には、「毎日ありがとう！」の言葉を。

最後に、3時間抱っこし続けても寝てくれなかった長男、夜中1時間おきに起きてきた次男、あなたたちのおかげで、こんな素敵な本を出版することができました。生まれてきてくれて、今となれば、全然寝てくれなくて（笑）、ありがとう！

この本が一人でも多くの方に届き、子どもはもちろん、ママをはじめ、保育にかかわる皆さんが、ハッピーな毎日を送れますように。いっぱいの愛をこめて。

愛波　文

- Cohen, G.M., Albertini, L.W., "Colic," *Pediatrics in Review*, 33(7): P332-333, 2012
- Tarullo, A.R., Balsam, P.D., Fifer, W.P., "Sleep and Infant Learning," *Infant Child Dev*., 20(1): P35-46, 2011
- Tham, E.K.H., Schneider, N., Broekman, B.F.P., "Infant Sleep and Its Relation with Cognition and Growth: A Narrative Review, " *Nature and Science of Sleep*, 9: P135-149, 2017
- Burnham, M.M., Goodlin-Jones, B.L., Gaylor, E.E., Anders, T.F., "Nighttime Sleep-wake Patterns and Self-soothing from Birth to One Year of Age: A Longitudinal Intervention Study," *J Child Psychol Psychiatry*, 43(6): P713-725, 2002
- Mindell, J.A., Kuhn, B., Lewin, D.S., Meltzer, L.J., Sadeh, A., "Behavioral Treatment of Bedtime Problems and Night Wakings in Infants and Young Children," *Sleep* 29(10): P1263-1276, 2006
- Pantley, E., *The No-Cry Sleep Solution: Gentle Ways to Help Your Baby Sleep Through the Night*, McGraw-Hill Education, 2002
- Nevéus, T., von Gontard, A., Hoebeke, P., et al, "The Standardization of Terminology of Lower Urinary Tract Function in Children and Adolescents: Report from the Standardisation Committee of the International Children's Continence Society," *J Urology*., 176: P314-324, 2006
- 日本夜尿症学会ガイドライン作成委員会編「日本夜尿症学会夜尿症診療のガイドライン（平成16年6月）」
- Van Hoeck, K., Bael, A., Lax, H., et al, "Urine Output Rate and Maximum Volume Voided in School-age Children with and without Nocturnal Enuresis," *J Pediatr*., 151: P575-580, 2007
- Watanabe, H., Azuma, Y., "A Proposal for a Classification System of Enuresis Based on Overnight Simultaneous Monitoring of Electroencephalography and Cystometry," *Sleep*, 12: P257-264, 1989
- Rittig, S., Schaumburg, H.L., Siggaard, C., et al, "The Circadian Defect in Plasma Vasopressin and Urine Output is Related to Desmopressin Response and Enuresis Status in Children with Nocturnal Enuresis," *J Urol*., 179: P2389-2395, 2008
- Schmitt, B.D., "Nocturnal Enuresis: An Update on Treatment," *Pediatric Clinic North Am*., 29: P21-36, 1982
- Caldwell, P.H.Y., Nankivell, G., Sureshkumar, P., "Simple behavioural Interventions for Nocturnal Enuresis in Children," *Cochrane Database Syst Rev*., (7) 2013
- Scher, A., Hall, W.A., Zaidman-Zait, A., Weinberg, J., "Sleep Quality, Cortisol Levels, and Behavioral Regulation in Toddlers," *Dev Psychobiol*., 52(1): P44-53, 2010
- Kozielec, T., Starobrat-Hermelin, B., "Assessment of Magnesium Levels in Children with Attention Deficit Hyperactivity Disorder (ADHD)," *Magnes Res*., 10(2): P143-148, 1997
- 谷池雅子編『日常診療における子どもの睡眠障害 Sleep Problems in Children and Adolescents』診断と治療社, 2015
- 西野精治『スタンフォード式最高の睡眠』サンマーク出版, 2017
- Medina, A.M., Lederhos, C.L., Lillis, T.A., "Sleep Disruption and Decline in Marital Satisfaction Across the Transition to Parenthood," *Fam Syst Health*., 27(2): 153-160 2009
- 厚生労働省雇用均等・児童家庭局職業家庭両立課「仕事と家庭の両立支援対策について（平成27年3月2日）」P5
- Gradisar, M., Jackson, K., Spurrier, N.J., Gibson, J., Whitham, J., Williams, A.S., Dolby, R., Kennaway, D.J., "Behavioral Interventions for Infant Sleep Problems: A Randomized Controlled Trial," *Pediatrics*, 137(6), 2016
- Anders, T.F., Halpern, L.F., Hua, J., "Sleeping through the Night: a Developmental Perspective," *Pediatrics*, 90(4): P554-560, 1992
- Gaylor, E.E., Burnham, M.M., Goodlin-Jones, B.L., Anders, T.F., "A Longitudinal Follow-up Study of Young Children's Sleep Patterns Using a Developmental Classification System," *Behav Sleep Med*., 3(1): P44-61, 2005
- Goodlin-Jones, B.L., Burnham, M.M., Gaylor, E.E., Anders, T.F., "Night Waking, Sleep-wake Organization, and Self-soothing in the First Year of Life," *J Dev Behav Pediatr*., 22(4): P226-233, 2001

参考文献

・経済協力開発機構（OECD）の国際比較調査（2016年）

・Hirshkowitz, M., et al, "National Sleep Foundation's sleep time duration recommendations: methodology and results summary," *Sleep Health* 1 P40-43, 2015

・Ferber, R., *Solve Your Child's Sleep Problems*, Fireside, 2006

・Weissbluth, M., *Healthy Sleep Habits, Happy Child*, Ballantine Books, 2003

・Gribbin, C.E., Watamura, S.E., Cairns, A., Harsh, J.R., LeBourgeois, M.K., "The Cortisol Awakening Response (CAR) in 2- to 4-Year Old Children: Effects of Acute Nighttime Sleep Restriction, Wake Time, and Daytime Napping," *Dev Psychobiol*. 54(4): P412-422, 2012

・Marlin, B.J., Mitre, M., D'amour, J.A., Chao, M.V., Froemke, R.C., "Oxytocin Enables Maternal Behaviour by Balancing Cortical Inhibition," *Nature*, 520: P499-504 2015

・Bornstein, M.H., "Women's, Men's Brains Respond Differently to Hungry Infant's Cries," National Institute of Child Health and Human Development, 2013

・De Pisapia, N., Bornstein, M.H., Rigo, P., Esposito, G., De Falco, S., Venuti, P., "Gender Differences in Directional Brain Responses to Infant Hunger Cries," *Neuroreport*. 24(3): P142-146. 2013

・Mead,M.N., "Benefits of Sunlight: A Bright Spot for Human Health," *Environ Health Perspect*, 116(4): A160-A167, 2008

・NHKスペシャル取材班『睡眠負債"ちょっと寝不足"が命を縮める』朝日新聞出版, 2018

・Spencer, J.A., Moran, D.J., Lee, A., Talbert, D., "White Noise and Sleep Induction," *Arch Dis Child.*, 65: P135-137, 1990

・Moon, R., *Sleep: What Every Parent Needs to Know*, American Academy of Pediatrics, 2013

・Mindell, J.A., *Sleeping Through the Night: How Infants, Toddlers, and Their Parents Can Get a Good Night's Sleep*, William Morrow Paperbacks; Revised ed., 2005

・ハーヴェイ・カープ『赤ちゃんがピタリ泣きやむ魔法のスイッチ』講談社, 2003

・厚生労働省SIDS研究班「乳幼児突然死症候群（*SIDS*）診断ガイドライン」2012年

・Moon, R.Y., "SIDS and Other Sleep-Related Infant Deaths：Evidence Base for 2016 Updated Recommendations for a Safe Infant Sleeping Environment," *Pediatrics*, 138(5), 2016

・Mindell J.A., Williamson A.A., "Benefits of a Bedtime Routine in Young Children: Sleep, Development, and Beyond," *Sleep Med Rev.*, Nov, 2017

・Ward, S., *BabyTalk: Strengthen Your Child's Ability to Listen, Understand, and Communicate*, Ballantine Books, 2001

・West, K., *The Sleep Lady®'s Good Night, Sleep Tight: Gentle Proven Solutions to Help Your Child Sleep Well and Wake Up Happy*, Vanguard Press, 2009

・Callahan, A.G., *The Science of Mom: A Research-Based Guide to Your Baby's First Year*, Johns Hopkins University Press, 2015

・Turgeon, H., Wright, J., *The Happy Sleeper: The Science-Backed Guide to Helping Your Baby Get a Good Night's Sleep-Newborn to School Age*, Tarcher/Penguin, 2014

・Dubief, A., *Precious Little Sleep: The Complete Baby Sleep Guide for Modern Parents*, Lomhara Press, 2017

・Dement, W.C., *The Promise of Sleep: A Pioneer in Sleep Medicine Explores the Vital Connection Between Health, Happiness, and a Good Night's Sleep*, Dell, 2000

・桃井 眞里子, 宮尾 益知, 水口 雅編『ベッドサイドの小児神経・発達の診かた』南山堂, 2017

講談社の実用BOOK
ママと赤《あか》ちゃんのぐっすり本《ぼん》
「夜《よ》泣《な》き・寝《ね》かしつけ・早朝《そうちょう》起《お》き」
解決《かいけつ》ガイド

2018年 6月13日　第1刷発行
2018年12月17日　第5刷発行

著者　愛波《あいば》 文《あや》

発行者　渡瀬昌彦
発行所　株式会社 講談社
〒112-8001
東京都文京区音羽2-12-21
編集　☎03-5395-3529
販売　☎03-5395-4415
業務　☎03-5395-3615

印刷所　慶昌堂印刷株式会社
製本所　株式会社国宝社

ISBN978-4-06-511860-3

愛波 文 あいば あや

子どもの睡眠コンサルタント。APSCアジア/インド代表。IMPI日本代表。一般社団法人 日本妊婦と乳幼児睡眠コンサルタント協会代表理事。Sleeping Smart®代表。慶應義塾大学卒業。2012年に長男出産。夜泣きや子育てに悩んだことから乳幼児の睡眠科学の勉強をはじめ、米国IMPI公認資格（国際認定資格）を日本人で初めて取得。2015年に次男を出産。2人の男の子の子育てをしながら、子どもの睡眠に悩む保育者のコンサルティングや個別相談、日本人向けに子どもの睡眠教育プログラムを提供。IMPIと提携し、オンラインで妊婦と乳幼児の睡眠コンサルタント資格取得講座の講師も務めている。

「子どもの睡眠コンサルタント」愛波文のHP
https://sleepingsmartconsulting.com/

西野精治 にしの せいじ

スタンフォード大学医学部精神科教授、同大学睡眠生体リズム研究所（SCNラボ）所長。医師。医学博士。日本睡眠学会睡眠医療認定医。良質睡眠研究機構代表理事。2017年NHKスペシャル「睡眠負債が危ない」に出演し、睡眠の概念を変えた究極の疲労回復術が話題となる。著書『スタンフォード式 最高の睡眠』（サンマーク出版）は大ベストセラーに。

イラスト　橋本 豊
デザイン　三木俊一＋守屋 圭（文京図案室）
編集協力　楢﨑裕美